外来で目をまわさない

めまい診療シンプルアプローチ

城倉 健

横浜市立脳卒中・神経脊椎センター
副病院長／神経内科部長／脳卒中・神経疾患センター長

医学書院

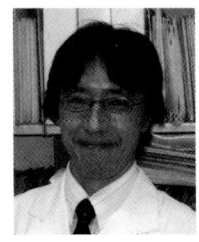

城倉　健（じょうくら・けん）

- 1964年横浜生まれ．1990年に横浜市立大学医学部卒業．医学博士．
- 横浜市立大学附属病院や松戸市立福祉医療センター東松戸病院，横浜市立大学附属市民総合医療センターなどに勤務し，臨床研究を行いつつ，東京医科歯科大学耳鼻咽喉科と，動物を用いた脳幹の眼球運動中枢の神経解剖学的研究に携わる（この間に日本神経眼科学会学術賞などを受賞）．
- 2002年から平塚共済病院神経内科部長，2005年から同病院脳卒中センター長を兼任．2013年からは横浜市立大学客員教授も兼任．2014年より横浜市立脳卒中・神経脊椎センター副病院長．
- 専門はめまい平衡医学，眼球運動の神経学，神経症候学，脳卒中医学．現在も多数の脳卒中救急患者やめまい患者を診療しつつ，専門分野での研究成果を国内外に発表し続けている．
- 日本神経学会代議員，日本めまい平衡医学会代議員，日本神経眼科学会評議員兼学術誌編集委員，神経内科専門医，脳卒中専門医，内科認定医・指導医，めまい相談医（めまい平衡医学会専門会員），その他神経治療学会など．

外来で目をまわさない めまい診療シンプルアプローチ

発　行	2013年11月1日　第1版第1刷Ⓒ
	2021年10月1日　第1版第6刷
著　者	城倉　健
発行者	株式会社　医学書院
	代表取締役　金原　俊
	〒113-8719　東京都文京区本郷1-28-23
	電話　03-3817-5600（社内案内）
印刷・製本	永和印刷

本書の複製権・翻訳権・上映権・譲渡権・貸与権・公衆送信権（送信可能化権を含む）は株式会社医学書院が保有します．

ISBN978-4-260-01833-3

本書を無断で複製する行為（複写，スキャン，デジタルデータ化など）は，「私的使用のための複製」など著作権法上の限られた例外を除き禁じられています．大学，病院，診療所，企業などにおいて，業務上使用する目的（診療，研究活動を含む）で上記の行為を行うことは，その使用範囲が内部的であっても，私的使用には該当せず，違法です．また私的使用に該当する場合であっても，代行業者等の第三者に依頼して上記の行為を行うことは違法となります．

JCOPY〈出版者著作権管理機構　委託出版物〉

本書の無断複製は著作権法上での例外を除き禁じられています．複製される場合は，そのつど事前に，出版者著作権管理機構（電話 03-5244-5088, FAX 03-5244-5089, info@jcopy.or.jp）の許諾を得てください．

推薦の序

　城倉健先生の著書『外来で目をまわさない めまい診療シンプルアプローチ』が完成して上梓されることになった．城倉健先生は脳卒中などの脳の疾患はもちろん，"めまい"についても造詣が深い貴重な神経内科医である．患者さんはもちろんのこと，診察にあたる医師も「怖い」と感じている中枢性めまいを，効率よくかつ科学的に診断する手法を考案され，これを啓蒙しておられる．本書のねらいは，「誰でも，とくに初学者でも簡単にめまい診療ができるようになること」で，これを実践するために必要なノウハウが，随所にちりばめられている．

　本書は2部構成になっている．第1部では，めまいという症候に対する，わかりやすいアプローチ法が述べられている．中枢性めまいには，ほぼ間違いなく眼球運動障害や構音障害，四肢の運動障害や感覚障害のどれかが伴っているのに対し，末梢性めまいはめまいのみ，あるいは聴力低下とめまいのみしか症状がないこと．中枢性めまいはいくらがんばっても体のバランスを保てなくなるが，末梢性めまいはがんばればなんとかバランスを保てることなど，シンプルかつ有用なpointが具体的に述べられている．また末梢性めまいと中枢性めまいの頻度，末梢性めまいで認められる特徴的な眼振所見からの鑑別法など，読者が正しい診断をするうえで，有用な情報が具体的に示されている．またフローチャートを用いて，患者さんの症状や所見をもとに段階的に診断に至らせる工夫など，初学者のめまいに対する，"食べず嫌い"を防ぐような"仕掛け"が随所にみられる．

　第2部では，代表的な末梢性めまい疾患の診断に際して有用な情報源となる，特徴的な眼振の動画が示されている．良性発作性頭位めまい症の治療に用いられる浮遊耳石置換法の動画も示されている．中枢性めまいについては，急性めまいの原因になる脳幹や小脳の脳卒中について，その支配血管による病態の違いについて，中枢前庭機構の生理学的な違いをもとに，詳細にかつわかりやすく述べられている．最後に末梢性めまいとの鑑別が困難な中

枢性めまいや特殊な脳血管障害による中枢性めまいなどの診断についても，詳細に述べられ，まさに，"かゆいところに手が届く"書物となっている．

　城倉健先生は，本書の読者層を，「誰でも，とくに初学者」としておられるようだが，今現在，めまい診療に携わっておられるすべての先生方にも，知識の再確認ならびに整理整頓をするうえで，ぜひとも本書を読んでいただきたいと考え，本書を推薦させていただく．

聖マリアンナ医科大学耳鼻咽喉科　肥塚 泉

序

　私は神経内科医なのでもともと脳卒中などの脳の疾患が専門ですが，めまいも専門にしています．「え？　めまいって耳鼻科が診るんじゃないの?」という声が聞こえてきそうですが，脳の専門家によるめまい診療は，実はわりと社会的ニーズが高いのです．

　確かにめまいの多くは耳（正確には耳の奥の末梢前庭）に原因がありますので，耳の専門家である耳鼻咽喉科の先生がめまいを診療することに，まったく異議はありません．でも皆さんが突然めまいを感じたら，まず何の病気を心配しますか？

　めまいのことをよく知らない一般の人は，突然めまいがすると，まっさきに自分が脳の病気，特に脳卒中になったのではないかと思い，パニックに陥ります．めまいについてある程度知っている医療関係者でも，突然激しいめまいと嘔吐が生じたら，やはり脳卒中を心配するでしょう．そして多くのめまい患者は，最初に神経内科や脳外科，脳卒中センターなどの脳の専門施設に受診しようと考えます．

　こうした社会的ニーズに対応しているせいか，脳を専門とする神経内科医で，しかもめまいも専門にしている私の外来には，年間700人以上のめまい患者が受診，あるいは搬送されてきます．

　めまい患者が脳ばかり心配するせいか，これまでのめまいの教科書は，「脳が原因で生じた中枢性めまいを見逃したらとんでもないことになる」という点が強調されすぎていたような気がします．中枢性めまいはすべて記載しておかなければいけないとばかりに，脳の専門家でもめったに出会うことのないような特殊な中枢性めまいの鑑別が，ずらっと並べられていたりします．到底覚えきれないような，病巣と神経症候の複雑な組み合わせも数多く出てきます．まるで，「怖い」中枢性めまいを見逃さないためには，ややこしい小脳や脳幹の神経機構を完璧に把握しておかなければならないかのようです．

　多くの医師にとって小脳や脳幹の神経機構は専門外なので，これではめま

い診療に対して苦手意識をもってしまうのも当然と言えます．そして苦手になってしまった結果，見逃しても命にかかわることが少ない末梢性めまいの診断も，なんとなく敬遠してしまうようになっていきます．このような悪循環が，めまい診療に対してアレルギーのある医師が増える一因になっているのです．

　実際の中枢性めまいは，「片麻痺」などの極めて単純でわかりやすい神経症候から，多くの場合もっと簡単に診断がつきます．細かい神経症候の組み合わせを覚えないと診断できない，なんてことはまったくありません．いくつかの必要最低限の特徴を把握しておくだけで，すぐに中枢性めまいは診断できてしまうのです．

　こうした中枢性めまいの特徴を，脳の専門家としての立場でわかりやすく整理することで，医師も患者も最も心配している中枢性めまいを，とりあえず簡単に見分けられるようになろう，というのが本書のねらいです．もちろん中枢性めまいをきちんと診断するためには，頻度の圧倒的に高い末梢性めまいも知っておく必要があります．ところが，中枢性めまいとの対比から末梢性めまいの特徴を整理すると，これまた驚くほど簡単にまとまってしまいます．神経耳科学的な特殊検査は，実はプライマリケアの段階ではほとんど必要ないのです．

　中枢性めまいにいち早く気づくことができれば，血栓溶解などの超急性期でないとできない治療を選択できる可能性が高くなります．末梢性めまいを気軽に診断できるようになれば，実はめまい患者の半数以上が診察室で直ちに診断がつき，おまけに薬なんか使わなくてもその場ですぐに治してしまうことが可能な「良性発作性頭位めまい症」であることにも気づくはずです．

　本書により，めまいをプライマリケアの段階で積極的に診断し，治療まで行える医師が増えることを，期待しています．

2013 年 10 月

城倉 健

外来で目をまわさない めまい診療シンプルアプローチ｜目次

推薦の序　3
序　5
QRコードによる動画配信について　10

第1部　診察室ですぐに使えるめまい患者へのアプローチ法　001

1.1　イントロダクション――めまいの診療は難しい？　003
　　なぜめまいに苦手意識をもってしまうのか？　004
　　簡単で便利なアプローチ法を身につけよう！　005

1.2　末梢性めまいと中枢性めまいの違い　007
　　平衡維持に関する耳と脳の2つの基本的特徴　008

1.3　中枢性めまいの頻度　014
　　末梢性めまいが多いわけ　014
　　中枢性めまいが多いとするデータのカラクリ　015

1.4　末梢性めまいの特徴――中枢性めまいを鑑別するために知っておこう　017
　　良性発作性頭位めまい症　018
　　良性発作性頭位めまい症以外の末梢性めまい　019

1.5　中枢性めまいの特徴　024
　　脳幹の障害　024
　　小脳の障害　025

1.6　実際の診察法――めまい診断フローチャートを用いた診察の流れ　027

1.7　例外の存在　031

1.8　画像検査のタイミング　034

1.9　第1部のまとめ　036

第2部　めまい診療の実際　039

2.1　末梢性めまい　041

2.2　良性発作性頭位めまい症　042
　　後半規管型良性発作性頭位めまい症　044
　　外側半規管型良性発作性頭位めまい症　046
　　市中病院で経験する良性発作性頭位めまい症　048

良性発作性頭位めまい症の治療　051

2.3　前庭神経炎　059
　　　前庭神経炎の治療　060

2.4　メニエール病, 突発性難聴　066
　　　メニエール病　066
　　　突発性難聴　068

2.5　その他の急性末梢前庭障害　069
　　　末梢性めまいに伴う眼振　069
　　　ハント症候群　072
　　　中耳炎によるめまい　072

2.6　中枢性めまい　073

2.7　脳卒中による急性めまい　074
　　　中脳病変　074
　　　橋病変　076
　　　延髄病変　080
　　　小脳病変　081

2.8　眼振に注目した中枢性めまいの鑑別　086
　　　中枢性めまいでしかみられない眼振　086
　　　末梢性めまいと紛らわしい中枢性めまいの眼振　092

2.9　特殊な脳血管障害によるめまい　107
　　　椎骨脳底動脈循環不全　107
　　　脳底動脈閉塞症　109
　　　鎖骨下動脈盗血現象　110
　　　bow hunter syndrome　110

2.10　脳卒中以外の原因による中枢性めまい　114
　　　腫瘍性疾患　114
　　　脱髄性疾患や炎症性疾患　116
　　　代謝性脳症や中毒性脳症　118
　　　変性疾患　122

2.11　原因不明の慢性めまい　127
　　　"遷延性", "不顕性", "くすぶり型"の良性発作性頭位めまい症　127
　　　post-stroke dizziness　129
　　　その他の原因不明のめまい患者へのアプローチ法　130

あとがき　137
索引　139

本文イラストレーション＝小川智矢
表紙デザイン＋本文フォーマット＝粕谷浩義 (StruColor)

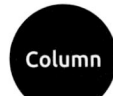

めまいは病歴から診断できる？　012
Frenzel眼鏡がないときは？　017
眼振の向き—その1　020
眼振の向き—その2　020
パタカ？？？　025
めまい患者に水平性眼振がみられた場合　029
蝸牛症状　029
良性発作性頭位めまい症の左右差　050
後半規管型クプラ結石症？　後半規管short arm型？　050
Epley法の耳石の動きのイメージ　052
理学療法に付いている人の名前　056
耳石置換後の浮遊感　057
良性発作性頭位めまい症に対する薬物療法　057
前庭神経炎の頭位による眼振の変化　060
メニエール病と水分　067
一側性の眼瞼下垂とめまい　076
核間性眼筋麻痺（MLF症候群）　076
AICA症候群とハント症候群　078
終末位眼振　087
「生理的」垂直性眼振　092
小脳の血管障害での眼振の頻度　102
いわゆる「脳動脈硬化症」との混同　109
頭痛を伴うめまい　112
核間性眼筋麻痺の原因　116
アルコール眼振　120
薬剤によるめまい？　121
原因不明の反復性前庭障害　122
片頭痛性めまい？　前庭型メニエール病？　123
失神性のめまい　124
血圧低下とめまい　124
血圧上昇とめまい　125
乗り物酔い　126

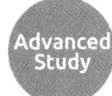

小脳虫部の血管障害による方向固定性水平性眼振と方向交代性上向性眼振の機序　098
小脳虫部障害によるpseudo-vestibular neuritisと末梢性の前庭神経炎の鑑別　098
小脳虫部の血管障害による方向固定性水平性眼振（pseudo-vestibular neuritis）と
方向交代性上向性眼振（CPPV）の違い　100

QRコードによる動画配信について

本書の付録として，各所に掲載されているQRコード（二次元バーコード）をスマートフォン，タブレットPCなどで読み取るとWebを経由して関連する**動画を再生することができます．**

QRコードを読み取って動画を再生する場合は，以下の注意点を必ずお読みくださいますようお願い申し上げます．

【ご注意】
- 動画を再生する場合，お客様と携帯電話会社との契約に基づきパケット通信料が発生いたします．ご使用のスマートフォン，タブレットPCなどがパケット定額サービスなどにご加入されていない場合，**多額のパケット通信料が請求されるおそれがあります**のでご注意ください．
- 動画再生などで発生したパケット通信料については，**お客様のご負担となります．**
- 動画はスマートフォン，タブレットPCなどで再生可能です．ただし，フィーチャーフォンをご使用の場合，機種や機能によっては，動画再生できない場合や画質が鮮明でない場合もあります．ご了承ください．
- 配信される動画はお客様への予告なしに変更・修正が行われることがあります．また，予告なしに配信を停止することもありますので，ご了承ください．

QR動画掲載ページ一覧

VTR1　右後半規管型良性発作性頭位めまい症の眼振①［2分12秒］　044

VTR2　右後半規管型良性発作性頭位めまい症の眼振②［26秒］　044

VTR3　右外側半規管型良性発作性頭位めまい症（半規管結石症）の眼振［1分7秒］　046

VTR4　右外側半規管型良性発作性頭位めまい症（クプラ結石症）の眼振［3分52秒］　046

VTR5　左外側半規管型良性発作性頭位めまい症（クプラ結石症）の眼振［2分11秒］　048

VTR6　右後半規管型良性発作性頭位めまい症に対するEpley法［45秒］　051

VTR7　右後半規管型良性発作性頭位めまい症に対するSemont法［45秒］　052

VTR8　右外側半規管型良性発作性頭位めまい症に対するLempert法［1分16秒］　052

VTR9　良性発作性頭位めまい症に対するBrandt–Daroff法［40秒］　055

VTR10　右前庭神経炎の眼振［29秒］　059

VTR11　右メニエール病の眼振［12秒］　066

VTR12　右小脳出血による方向固定性水平性眼振（pseudo-vestibular neuritis）［18秒］　096

VTR13　両側後下小脳動脈領域の梗塞による方向交代性上向性眼振（central paroxysmal positional vertigo）［2分56秒］　096

VTR14　ocular flutter［17秒］　117

第 **1** 部

診察室ですぐに使える
めまい患者へのアプローチ法

第1部は,誰にでもできる簡単なめまいの診断方法の解説です.
第1部さえ読んでおけば,危険な中枢性めまいをすぐに鑑別できるようになります.
よくわからないとあきらめていた大多数のめまいを,
自信をもって末梢性めまいと診断することも可能になります.
個々のめまい疾患の特徴を知らなくても,この初期診断ができるようになれば,
めまいのプライマリケアとしては十分です.
診断さえつけば,あとは自分で治療してもいいし,急いで画像検査をしてもいいし,
他の科に回したっていいのです.

1.1 イントロダクション
——めまいの診療は難しい?

　めまいを訴える患者の数は非常に多く,耳鼻咽喉科や神経内科の外来患者の約10%にものぼります.ところがこんなにありふれているにもかかわらず,めまいは医師の側からすると,実はとても厄介な症状です.

　平衡感覚は耳(内耳)からの前庭感覚,眼(網膜)からの視覚,足(筋や腱)からの深部感覚,そしてそれらを統合する中枢神経系によって成り立っています[図1].めまいはこれらの感覚間のミスマッチや統合異常で生じるため,原因は多岐にわたります.しかもこれだけではなく,単に血圧が下がってもめまいがするし,人によっては気分が落ち込んだだけでもめまいがするようです.このようにさまざまな病態を含むため,めまいはとてもわかりにくい訴えになっているのです.

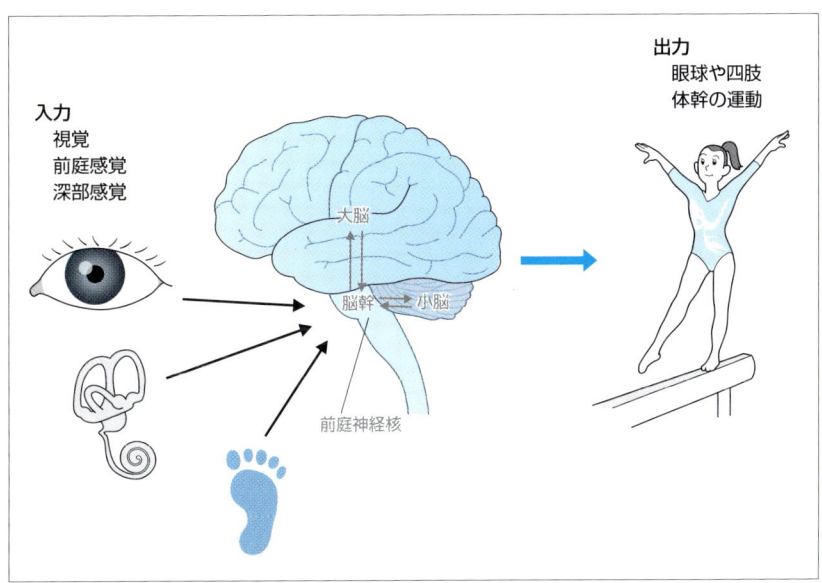

図1 体のバランスを保つ仕組み
　耳(内耳)からの前庭感覚,眼(網膜)からの視覚,足(筋や腱)からの深部感覚の3種類の感覚情報から,脳(脳幹や小脳)が体の位置や動きを計算し,ほぼ無意識のうちに体のバランスを保っている.

なぜめまいに苦手意識をもってしまうのか？

　教科書を開いてみると，「ほとんどのめまいは，病歴と簡単な身体所見のみで診断可能である」と書いてあります．しかし実際の患者は，めまいの特徴をとらえた正確な病歴をスラスラ言ってはくれません．それどころか，重篤な脳の障害ではないかという不安のあまり，たとえ特定の頭位で生じる持続が数十秒の発作性めまいでも，「ずっとめまいが継続している」と言ってしまうことさえあります．回転性か浮動性か，なんてとても区別できません．吐気があって気分の悪い患者に何度も病歴を聞き直していると，そのうち患者は気分ばかりか機嫌のほうも悪くしてしまいます．

　気を取り直して身体所見をとろうと考え，再度教科書を開いてみると，今度は難しい特殊検査や星の数ほどの鑑別診断に，こちらが目を回してしまいます．しかも当の患者は，めまいや吐気がつらいので，診察にまったく協力してくれません．多くの鑑別診断を念頭においた詳細な診察なんて，どう考えても不可能です．それどころか，「お願いだからそっとしておいてくれ」と，最初から診察を拒否されることもしばしばです．

　そして，病歴も曖昧で診察もままならないまま，患者を希望どおり「そっとしておく」と，幸か不幸か多くの場合，めまいは自然に，あるいは中枢の代償

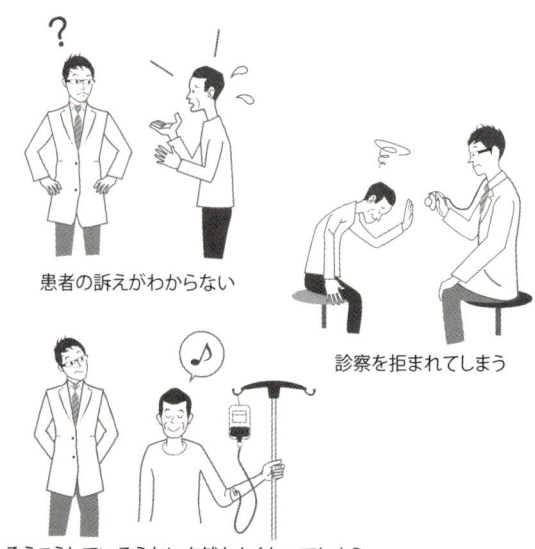

患者の訴えがわからない

診察を拒まれてしまう

そうこうしているうちに自然とよくなってしまう

医師からみためまいとは…
「ただでさえわかりにくいうえに診察もろくにさせてもらえず，そうこうしているうちに自然とよくなってしまう」

機構により，来院したときよりもよくなってしまうのです．これでは，診断もつけずに単に様子をみただけなのに，まるでそうした対処法が適切であったかのように錯覚してしまいます．

こんな具合なので，多くの医師はめまいに対し，苦手意識をもっています．ただし，その割に，危機感はそれほど強くは感じていないようで，めまい患者が来ると，とりあえず補液とエビデンスに欠ける対症薬〔炭酸水素ナトリウム（メイロン®）など〕を投与して「自然とよくなってくる」まで時間を稼ぎ，重症感があれば念のためCTを撮ってみる，といったような診療を繰り返してしまっています．

しかしながら，実はこれでは，医師として基本中の基本である「まずきちんと診察してそれをもとに診断の見当をつける」という過程を完全にすっ飛ばしていることになります．もちろん画像検査に頼ることは悪いことではありませんが，そもそも多くの場合，めまいは画像検査では確定診断できません．また，非常に数の多いめまい患者のすべてに画像検査を行うことも，現実的には不可能です．

最初の段階でアセスメントをしていないため，時に混ざってくる重篤な脳の疾患にも後から気づくことしかできず，診断と治療が後手に回ってしまう危険もあります．すぐに直してしまうことのできるめまいにも気づかず，結果的に患者のめまいを長引かせてしまう場合だってあります．

残念ながら，これが多くの医療現場で行われているめまい診療の現状なのです．

簡単で便利なアプローチ法を身につけよう！

では，こうした状況を改善する，つまりめまい患者をちゃんと診察して，最初の段階で診断をつけてしまうためには，どうしたらよいのでしょうか？

一番手っ取り早いのは，とりあえずどんなめまい患者にでも適応できる，科学的で，しかも簡単な（患者負担の少ない効率的な）鑑別の手順を，あらかじめ決めておくという作戦です．そこで本書では，個々のめまい疾患を解説する前に，明日からの診療に一番役に立つめまい患者に対する簡単で便利なアプローチ法から説明することにします．

◎ 目がまわる診察室 ◎

研修医：「先生，腹痛患者が来たのでとりあえずブスコパン®を注射して様子をみています」

指導医：「グル音は？ どこかに圧痛点はあるの？」

研修医：「お腹を触ると痛そうだったので，腹部の聴診や触診はまだしていません」

指導医：「馬鹿者！ まず診察してから方針を立てるのが医師としての常識だろう！ 痛みが強いんなら，なおさら先に診察しないとダメだ．お前だってそのくらいわかるだろう！」

研修医：「先生，今度は吐気がつらそうなめまいの患者が来ていますが，どうしたらいいですか？」

指導医：「とりあえずメイロン®でも点滴して，吐気が治まるまでしばらくそっと寝かせて様子をみておけ」

研修医：「……」

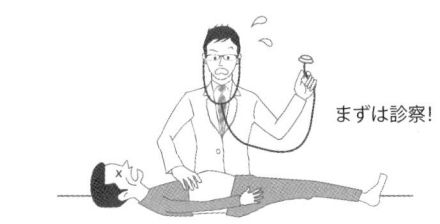

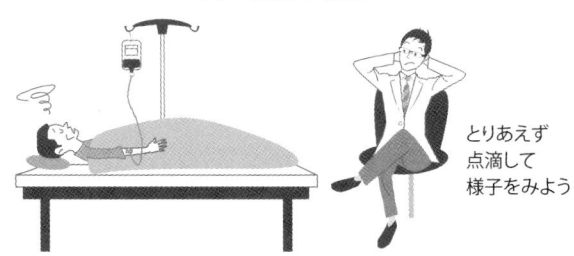

1.2　末梢性めまいと中枢性めまいの違い

　患者の訴えるめまいの性状から，末梢性めまいと中枢性めまいを鑑別することは可能なのでしょうか？　回転性めまい（周囲あるいは自分がグルグル回るような感じ）は内耳由来の末梢性めまいが多く，浮動性めまい（フラフラするような揺れているような感じ）は脳に原因がある中枢性めまいが多い，なんて言われた記憶は皆さんにもあるはずです．ところが実際には，回転性めまいなら末梢性，浮動性めまいなら中枢性と決めつけてしまうと，間違えてしまう可能性がかなり高くなります．脳幹や小脳の脳卒中に伴うめまいはたいてい急に発症するので，激しい回転性めまいになることはよくあります．また，良性発作性頭位めまい症であっても，「浮遊感が継続している」と言って来院する患者はたくさんいます．そもそも回転性か浮動性かきちんと分けられないような場合もめずらしくありません．

▶ **良性発作性頭位めまい症**
benign paroxysmal positional vertigo：BPPV

◎ 目がまわる診察室 ◎

患者：「先生，めまいがするんです」

医師：「周りの景色がグルグル回るような感じですか？　それとも足元がフワフワするような感じですか？」

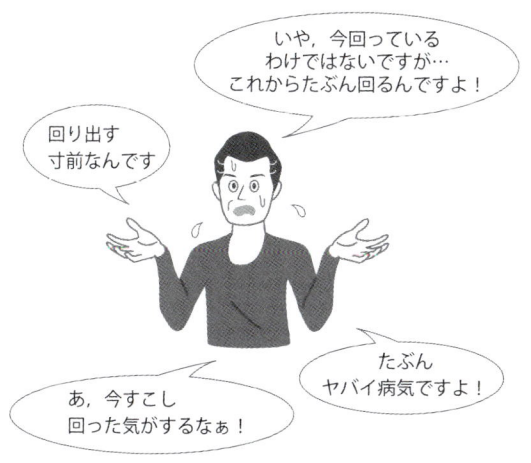

患者：「実際に回ってはいませんが，今にも回り出しそうな感じです」
医師：「では回ってはいないんですね？」
患者：「ええ，まだ回ってはいません．でも少し動いているような気はします．あ，いま一瞬回ったような気が……．たぶん今，回り出す寸前なんです」
医師：「……」

めまいの発症様式も鑑別診断の参考にはなりますが，やはりこれだけでは決め手になりません．小脳や脳幹の脳卒中による中枢性めまいは突然発症しますが，実は末梢性めまいの前庭神経炎も急性発症します．良性発作性頭位めまい症だって，「朝トイレに起きたら突然ひどいめまいがして嘔吐した」と搬送されてくることもあります．「ある特定の頭位をとると数十秒間めまいがするけど，じっとしていれば治まる」なんて言える人は，よほど知識があって，しかも冷静な人に限られます．

問診によるめまいの性状や発症様式から，末梢性と中枢性の鑑別がなかなかつきづらい場合，次に行う診察所見によりめまいを鑑別しなければなりません．そこで，今回の一番のポイントである，**めまい患者に対する簡単で便利なアプローチ法**が登場するわけですが，具体的な方法を説明する前にまず，平衡維持に関係する耳（内耳）と脳（脳幹と小脳）の最も基本的な2つの特徴をおさらいしておきましょう．

▶ 前庭神経炎
vestibular neuritis

平衡維持に関する耳と脳の2つの基本的特徴

中枢性めまいを鑑別するに当たり，最初に思い出しておかなければならない脳の最も基本的な特徴は，**脳は体のバランス維持と同時に，それ以外の運動や感覚も司っている**という点です．

脳には，平衡維持の神経機構とほぼ同じ部位に，眼球運動や，構音（呂律），嚥下，四肢の運動や感覚の神経機構が存在します．このため脳の障害による中枢性めまいでは，ほぼ間違いなくめまい以外の症状も一緒に生じます．これに対し，耳（内耳）には，前庭感覚の受容器の他は，聴覚の受容器があるのみです．したがって末梢性めまいでは，めまい以外の神経症候はないか，あるいはあったとしても聴力低下のみです．

覚えやすいように一文にまとめると，**中枢性めまいには，ほぼ間違いなく眼**

球運動障害や構音障害，四肢の運動障害や感覚障害のどれかが伴っているのに対し，末梢性めまいはめまいのみ，あるいは聴力低下とめまいのみしか症状がないとなります[図2]．

あまりにも当たり前のことなので，特別な知識を期待して真剣に本書を読み始めた皆さんは拍子抜けしたかもしれませんが，実際にはこんな当たり前のことを念頭におくだけで，中枢性めまいの大半がスクリーニングできてしまうのです．

中枢性めまいの2つ目の特徴は，脳は平衡維持のために，耳からの前庭感覚に加え，眼からの視覚と足からの深部感覚も利用しているという点に起因しま

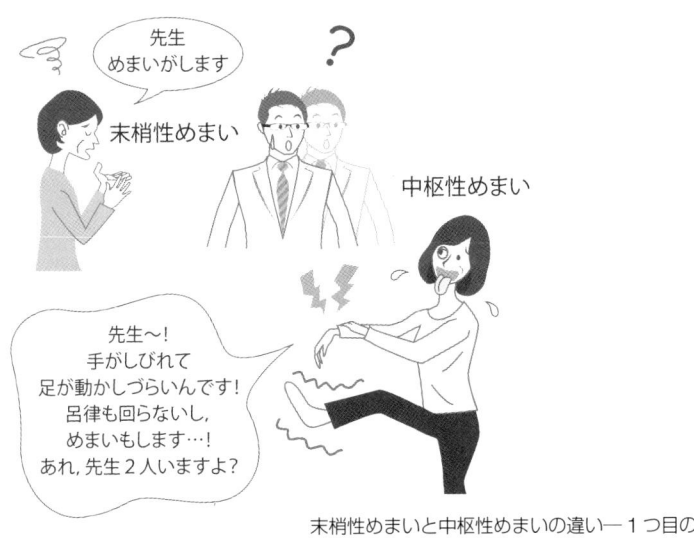

末梢性めまいと中枢性めまいの違い―1つ目の特徴

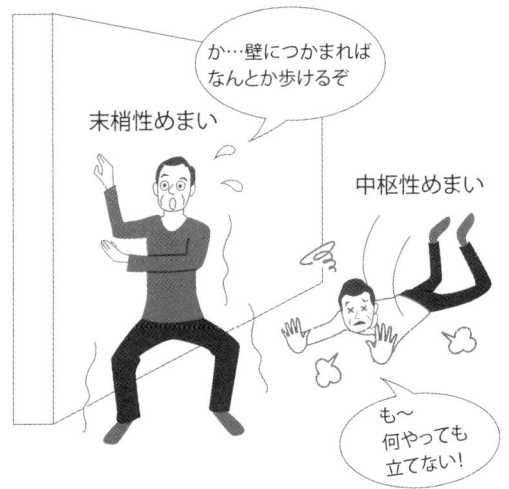

末梢性めまいと中枢性めまいの違い―2つ目の特徴

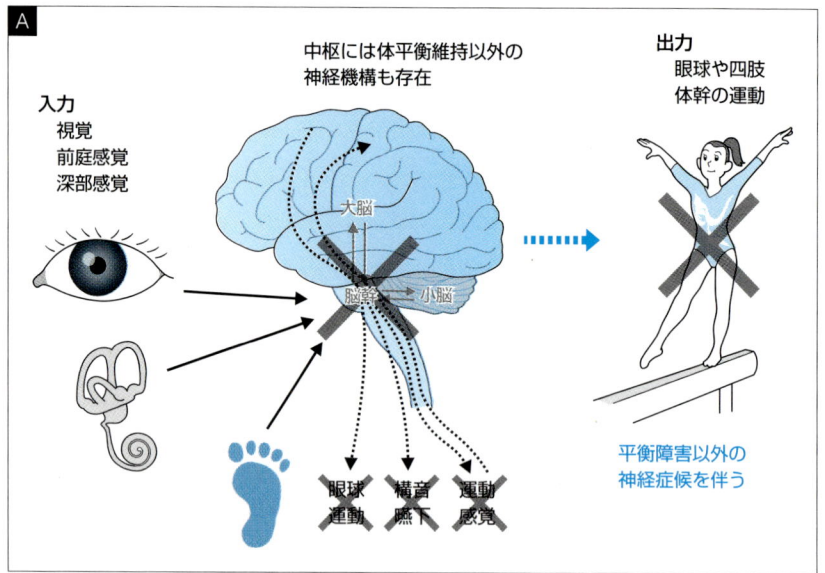
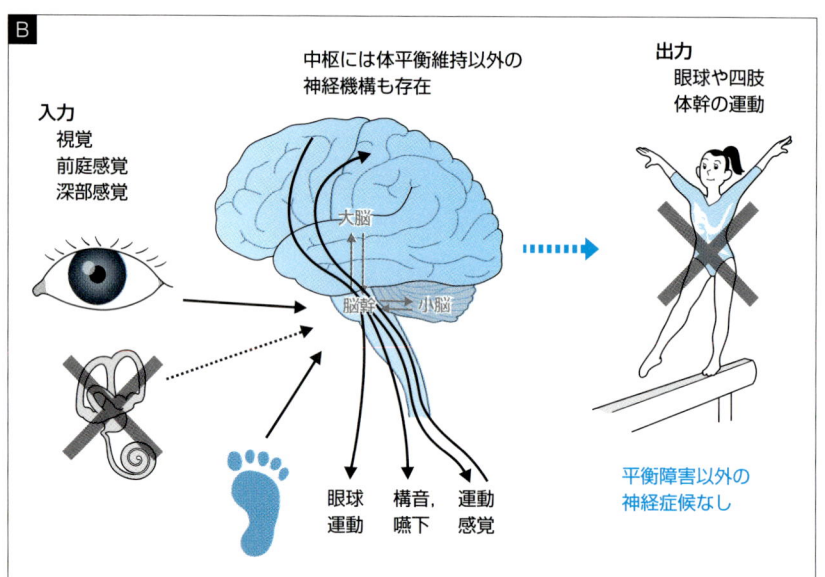

図2 中枢性めまいと末梢性めまいの違い①—めまい以外の神経症候

　脳には，平衡維持の神経機構と一緒に，眼球運動や，構音（呂律），嚥下，四肢の運動や感覚の神経機構も存在する．よって脳の障害による中枢性めまいでは，ほぼ間違いなくめまい以外の症状も一緒に生じる（A）．一方，前庭感覚と聴覚の受容器がある耳（内耳）には，運動や感覚の神経機構は存在しない．したがって耳の障害による末梢性めまいでは，めまい以外の神経症候はないか，あるいはあったとしても聴力低下のみである（B）．

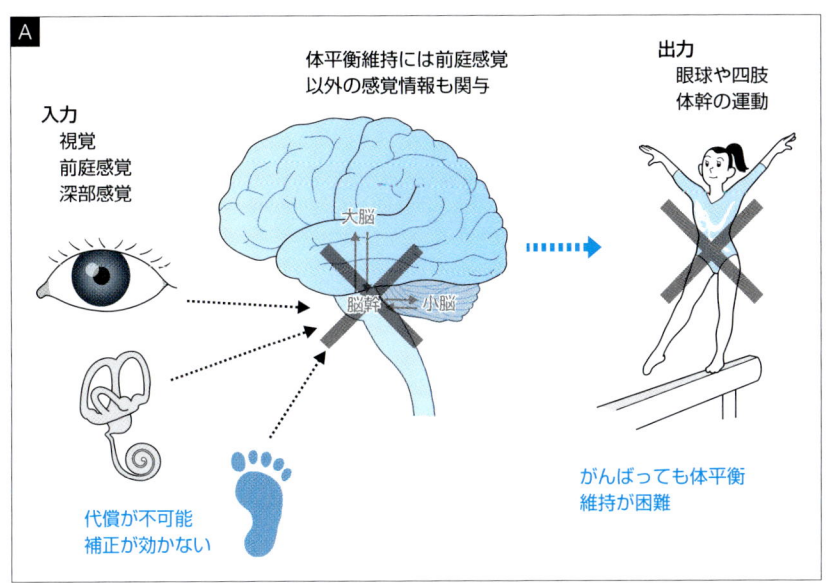

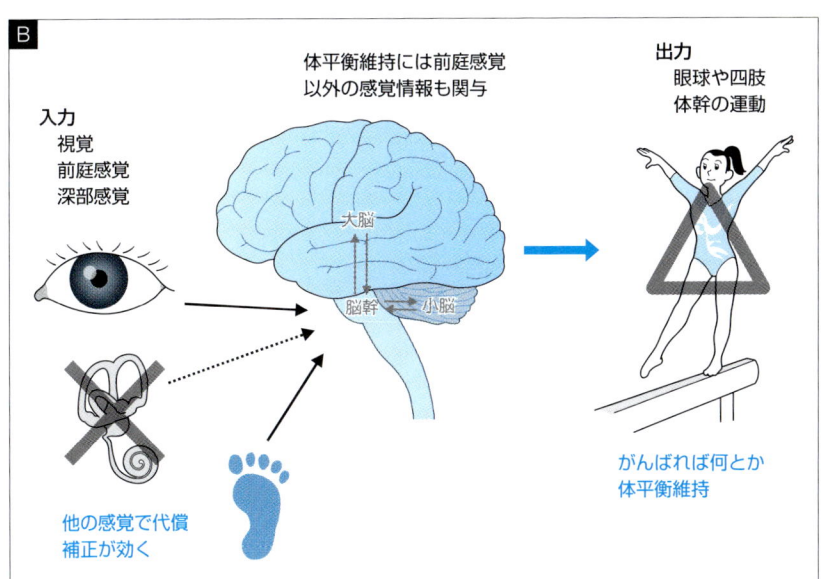

図3 中枢性めまいと末梢性めまい②―補正,代償機能
　脳は平衡維持のために,耳からの前庭感覚に加え,眼からの視覚と足からの深部感覚も利用している.よって脳が障害された中枢性めまいの場合(補正が効かない)(A)と異なり,前庭感覚のみ障害された末梢性めまいの場合には,脳が残りの視覚や深部感覚を最大限に利用して,なんとか体のバランスを維持できる(B).

す．このため，前庭感覚のみ障害された末梢性めまいの場合には，脳が残りの視覚や深部感覚を最大限に利用して，なんとか体の平衡を保つことができます．ところが脳が障害された中枢性めまいの場合，視覚や深部感覚を利用して平衡感覚を補おうとしても，そうした感覚情報の利用そのものがうまくできなくなるため，補正がまったく効きません．要するに**眼を見開いたり足を踏ん張ったりしてがんばっても，体の平衡を維持できなくなってしまうのです**［図3］．ちなみにこれを検査に応用したものが visual suppression test や Romberg test です．

▶ **visual suppression test**
末梢前庭障害による眼振は固視により抑制されるが，中枢の障害による眼振は抑制されないことを利用して，末梢性めまいと中枢性めまいを鑑別する

▶ **Romberg test**
末梢前庭障害による平衡障害や深部感覚障害による平衡障害は視覚により補正できるが，中枢の障害による平衡障害は視覚による補正ができない．このため，開眼時と閉眼時の身体の動揺の程度の差から，末梢性めまい（差が大きい）と中枢性めまい（差があまりない）を鑑別する．

> **Point　中枢性めまいと末梢性めまいの基本的な違い**
> ①中枢性めまいには，ほぼ間違いなく眼球運動障害や構音障害，四肢の運動障害や感覚障害のどれかが伴っているのに対し，末梢性めまいはめまいのみ，あるいは聴力低下とめまいのみしか症状がない
> ②中枢性めまいはいくらがんばっても体のバランスを保てなくなるが，末梢性めまいはがんばればなんとかバランスを保てる

Column　めまいは病歴から診断できる？

偉い先生方にお伺いすると，「病歴さえきちんと聴取できれば，それだけで診断はついてしまう」とおっしゃいます．もちろんそれはそれで正しいと思います．ただ，いくら正しいことでも，状況に応じた使い分けは必要です．病歴が最も物を言うのは，来院時にはめまいが改善していて，落ち着いている場合です．単発ではなく，繰り返すめまい発作だと，なお病歴が有用でしょう．めまいを起こした状況を，患者がより正確に覚えていることが多いからです．一方，診察時にもひどいめまいが続いている場合や，初発のめまい発作だったりすると，途端に病歴の信頼度は低下してしまいます．患者が重篤な脳の障害だと思い込んで，冷静さを失っているからです．

もう1つ気をつけなければいけないことは，**病歴だけだと，診断の見当はつけられるけれど，確定診断まではできないことが多い**ということです．良性発作性頭位めまい症を例に挙げると，患者が冷静で，典型的な病歴，たとえば「普段はな

んともないけど，寝るときと起きたときに1分ぐらいひどいめまいがするので，最近はそうっと起き上がるように気をつけている」と言ってくれたとしても，頭位眼振検査や頭位変換眼振検査で良性発作性頭位めまい症に特徴的な眼振が出現しなければ，診断は確定しません．逆に，いくら患者が，「1日中めまいが続いている」と言って来院したとしても，特徴的な眼振が確認できれば，良性発作性頭位めまい症の診断がついてしまいます．「患者の話をよく聞く」ことは，とても大切なことですが，「患者をちゃんとみる（診察する）」ことをおろそかにすれば，正確な診断に至るのは難しいでしょう．

病状が落ち着いてから来院しためまい患者

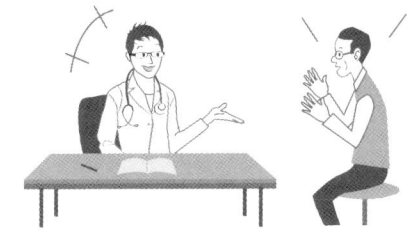

救急搬送されてきためまい患者

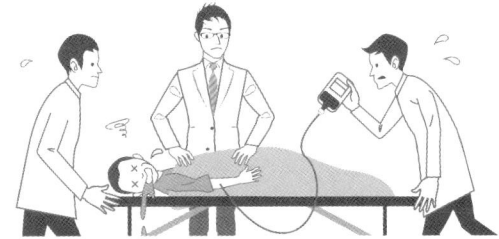

症状が落ちついた患者では病歴が有用だが……

1.3 中枢性めまいの頻度

　めまい患者を診療する際には，原因となる疾患の頻度を把握しておくことも重要です．めまいの原因は多岐にわたりますので，まれなものまで考えると，鑑別診断はそれこそ星の数ほどあります．吐気，嘔吐に苦しみ，「お願いだからそっとしておいてくれ」と懇願する患者に対し，数多くの鑑別診断を片端からいちいち確認していくことは，事実上不可能です．実際のめまいの診療では，診察される患者の負担をなるべく軽減するために，**頻度の高い疾患から先に除外していく**という効率性が求められるのです．

末梢性めまいが多いわけ

　前にも記載しましたが，平衡感覚は耳（内耳）からの前庭感覚，眼（網膜）からの視覚，足（筋や腱）からの深部感覚の3種類の感覚情報を，脳が適切に統合することで成り立っています．したがって理論的にはこのうちのどの部位が障害されてもめまいの原因になるはずです．ところが，実際には，めまいの原因は圧倒的に耳，つまり末梢前庭の障害が多いのです．

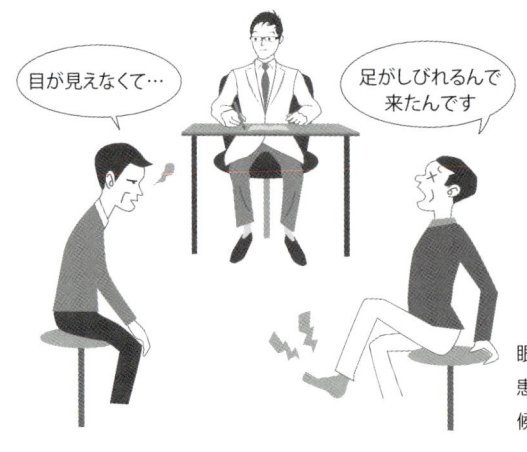

眼や足の症状
患者はめまいより目立つ神経症候を訴える

良性発作性頭位めまい症	716
後半規管型	202
外側半規管型（カナル結石症）	153
外側半規管型（クプラ結石症）	162
前半規管型	2
疑診例	197
緊張型頭痛	211
うつ状態	61
前庭神経炎	52
低血圧	51
脳血管障害	22
メニエール病	6
片頭痛	4
その他	6
原因不明	203
合計	1,332

表1　2年間にめまいのみを訴えて当院に来院した患者の内訳

　まあ，これは考えてみればもっともなことで，たとえば視覚が障害されれば，めまいよりはむしろ「目が見えない」と言って来院するでしょうし，足からの感覚情報が障害されれば，ふらつきもあるでしょうが，「足がしびれる」といって来院するほうが自然です．また，脳に障害があれば，たいていの場合，麻痺などのもっと目立つ神経脱落症状で救急搬送されます．

　実際，当院の最近の2年間のデータでも，主訴がめまいのみであった場合には，半数以上が末梢前庭障害でした．一方，鑑別のうえで一番気にしなければならない中枢性めまいはというと，なんとたった1.7%にすぎないのです［表1］[1]．本邦ばかりでなく，欧米のデータでも，めまいのみで来院した患者における脳卒中の割合は，多くても3%程度です[2]．

中枢性めまいが多いとするデータのカラクリ

　では，これまで皆さんを不安にさせてきた，「めまい患者の2〜3割は脳卒中が原因であった」とか，「高齢者のめまいの半数以上が中枢性であった」というような統計データは，どこから来たのでしょうか？　実はこうしたデータは，他に片麻痺などの主症状があり，とてもめまいで来院したとは言えない例がめまい患者として扱われていたり，めまいを中枢性と診断する根拠がない例が中枢性めまいに分類されたりして出されたものなのです．

わかりやすく言うと、たとえば明らかな片麻痺で動けなくなって搬送された患者が、「頭がクラクラする」と言ったためにめまい患者に分類されていたり、めまいを訴えたのでMRIをとってみたら、無症候性と考えられる陳旧性脳梗塞が偶然見つかっただけなのに、脳梗塞が原因の中枢性めまい、と診断されていたりするデータをもとにしているのです。これではとても「実際のめまい患者の内訳」を表しているとは言えません。

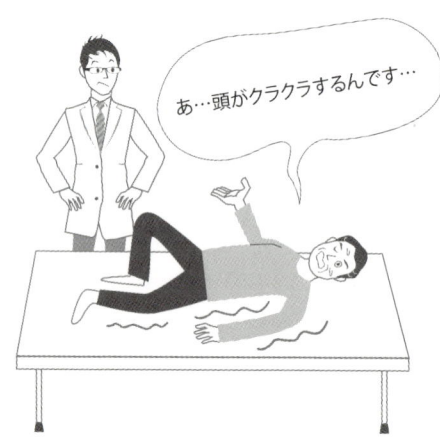

片麻痺でめまい？

> **Point　めまいで来院した患者の原疾患**
>
> ①めまいの原因はほとんどが末梢前庭障害（市中病院では約半数は良性発作性頭位めまい症）
> ②めまいの原因が脳卒中である確率は多くても2〜3%のみ

1.4 末梢性めまいの特徴
——中枢性めまいを鑑別するために知っておこう

　めまいの原因の大部分は末梢前庭障害なので,「これをみたら末梢性と思え」というような,末梢性めまいを特徴づける所見は,押さえておく必要があります.個々の末梢性めまい疾患の詳しい特徴は,後で第2部をご参照いただくとして,ここでは**プライマリケアにおける末梢性めまいの鑑別**という観点でザックリまとめておきます.

　末梢性めまいの最も基本的な特徴は,**めまい以外の症状を伴わない**(あっても聴力低下のみ)ことと,**他の感覚により代償,補正が効く**ということでした.つまり,**めまい以外の症状がないことが大原則**になります.めまい以外の症状がない場合,確認しなければいけない所見は眼振ぐらいしかありません.ただし,ここで末梢性めまいの2番目の特徴である,**他の感覚により代償されてしまう**ということに,気をつける必要があります.末梢性めまいの眼振は,何かを見つめて(固視して)いると,視覚により補正されて目立たなくなってしまうのです.したがって,末梢性めまいの眼振の診察には,何も見ていない状態にする,すなわちFrenzel眼鏡を装着して観察することが,なんとしても必要になるわけです.

▶ **Frenzel眼鏡**
内側に光源のある強い凸レンズの眼鏡.装着した患者はピントが合わないため,ものを見る(固視する)ことができない.一方,医師のほうから見ると,凸レンズで拡大されるために眼球の動きが観察しやすい.

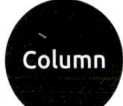 **Column** Frenzel眼鏡がないときは?

　いつもFrenzel眼鏡が手元にあるとは限りません.急にめまい患者が来れば,Frenzel眼鏡が見つからないときもあるでしょう.誰かが他の場所で先に使っている可能性だってあります.ひょっとすると,その日に限って電池切れ,なんていう不運も…….そんなときは一体どうしたらよいのでしょうか?

　何も見ていない状態のときには,たいていの人は眼をつぶっています.視標(指など)を提示すると眼は開きますが,固視することで眼振が抑制されてしまいます(visual suppression).そんなとき私たちは,視標(指)を見させたうえで,患者に

暗算の7シリーズを順番に言わせています．認知症のチェックなどで用いる100から順番に7を引かせていくアレです．そうすると指を見るために開眼した状態で，ちょうどよく固視努力が外れて，それまで抑制されていた眼振が出てくることが多いのです．

良性発作性頭位めまい症

末梢性めまいのなかで，最も多い疾患は**良性発作性頭位めまい症**です．どのくらい多いかというと，めまいで受診する患者の約半数にも上るほどです．逆に言えば，**良性発作性頭位めまい症を正確に診断できるだけで，めまい患者の約半数は診断がついてしまう**ことにもなるわけです．したがってめまいの診断学において，良性発作性頭位めまい症は，実は一番重要な疾患と言えます．

良性発作性頭位めまい症にはいくつかのタイプがありますが，通常遭遇するタイプは後半規管型と外側半規管型です．つまり少なくともこの2つの型の特徴は，知っておかなければなりません．良性発作性頭位めまい症の診断には，Frenzel眼鏡装着下での頭位眼振検査，頭位変換眼振検査が不可欠です．

後半規管型良性発作性頭位めまい症

▶Dix-Hallpikeテスト
患者を座位から右または左下懸垂頭位に寝かせたときの眼振，次いでまた座位に戻したときの眼振を観察する．懸垂頭位は，ベッドから頭だけ出したり肩枕をしたりして患者の頭を仰向けに反らす．正確には，たとえば右下懸垂頭位にする際には，座位のうちに頭部を右に45°回して，その角度のまま後ろに倒すことになっているが，後ろに倒しながら右に回してもよい．

▶外側半規管
水平半規管とも呼ばれるが最近では外側半規管と呼ばれるほうが多くなってきた．

後半規管型良性発作性頭位めまい症は，座位から右または左を下にした懸垂頭位にすると（Dix-Hallpikeテスト），どちらかで回旋性眼振が出現するのが特徴です．回旋性眼振出現時に下になっているほうが患側で，回旋の方向は患側向きです．座位に戻すと反対向きの回旋性眼振がみられます［図4］．

外側半規管型良性発作性頭位めまい症

外側半規管型良性発作性頭位めまい症では，患者を仰臥位にして右下頭位，次いで左下頭位にすると，右下頭位と左下頭位で方向が逆転する水平性眼振（方向交代性眼振）がみられます．眼振の方向が下向き（地面方向），つまり右下のときに右向き眼振，左下のときに左向き眼振だった場合には，半規管内を耳石が浮遊している半規管結石症であり，上向き（天井方向），つまり右下のときに左向き眼振，左下のときに右向き眼振だった場合には，クプラに耳石が付着したクプラ結石症です．半規管結石症の場合には，眼振が目立つ頭位

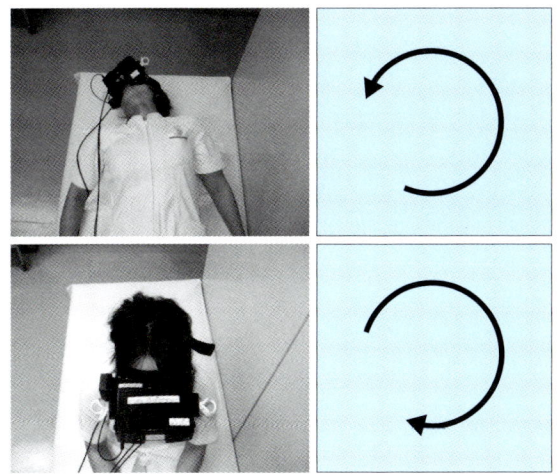

図4　右後半規管型良性発作性頭位めまい症
　座位から右下懸垂頭位にすると，患側へ向かう回旋性眼振（垂直回旋混合性眼振）が出現する．なお，座位に戻すと反対向きの回旋性眼振（垂直回旋混合性眼振）がみられる．なお，"患側向き"は，"患者の眼球の上極が患者の患側耳へ向かう向き"を指す．

で下になった側が患側，またクプラ結石症の場合には，眼振が目立つ頭位で上になった側が患側となります．まあ，ややこしいことは後で考えるとして，要は仰向けに寝かせて，右下と左下で眼振の方向が逆転すれば，眼振の向きがどっちであろうと，とりあえず外側半規管型良性発作性頭位めまい症と診断してしまってよいのです［図5］．

良性発作性頭位めまい症以外の末梢性めまい

　一方，良性発作性頭位めまい症以外の末梢性めまいは，通常一側の急性末梢前庭障害の形をとります．要するに内耳から前庭神経までのどこかが，片方障害されたパターンで，前庭神経炎がその代表です．一側末梢前庭障害では，頭位によらない一方向性の水平性眼振（方向固定性水平性眼振）が特徴です．厳密には眼振に回旋成分も混じりますが，見た目はほぼ水平性眼振ですので，水平成分の把握のみで十分です［図6］．

　以上を覚えやすいようにまとめると，末梢性のめまいの特徴は，**めまい以外の神経症候を伴わず，かつ，懸垂頭位での回旋性眼振，または右下および左下頭位での方向交代性眼振，または頭位によらない方向固定性水平性眼振がみられる**ということになります．

▶**急性末梢前庭障害**
acute peripheral vestibulopathy
主として前庭神経炎を指す言葉．ただし，一口に前庭神経炎といっても，厳密には障害部位が均一とは言えないので，細かいことは抜きにして，前庭神経炎に代表される一側の末梢前庭が急に障害された病態の総称として用いる．

> **Point** 末梢性めまいの特徴
>
> ①めまい以外の神経症候を伴わない（あっても聴力低下のみ）
> ②懸垂頭位での回旋性眼振，または，右下および左下頭位での方向交代性眼振，または，頭位によらない方向固定性水平性眼振がみられる

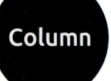 眼振の向き─その1

　眼振には，眼球がゆっくり正中からズレていく緩徐相と，それを瞬時にもとに戻す急速相があります．たいていの場合，緩徐相のほうが病的部分で，急速相は，ただズレた眼球を正中に戻しているだけなのですが，なぜか眼振の向きは「急速相の方向」と決められています．まあ，眼振の本質を突いたネーミングとは言い難いのですが，急速相のほうが目立つので，急速相の方向を眼振の向きと言ったほうが，わかりやすいことは確かです．

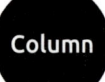 眼振の向き─その2

　患者（被検者）の正面に向き合って立った場合，患者の右は医師（検者）の左になります．眼振の向きを言う場合，通常患者側から見た方向で言います．たとえば患者にとって右方向に急速相をもつ眼振であれば，右向き眼振になります．ところがこれをカルテに記載する際には，医師から見た方向に矢印を書きます．「右向き眼振」なのにカルテに記載された矢印は，誰がどう見ても「左向き」なのです．まあ，相手の左右はたいていの人は直感的に理解できるし，医師にとってみれば，眼振の見えたままを矢印で記入すればよいので，まだここまでは大した混乱は起きません．

　ところが，「回旋性眼振」となると，途端に混乱が生じます．回旋の方向は「時計回り」，「反時計回り」で表しますが，患者にとっての時計回りは，医師にとっては反時計回りになります．そして，左右と異なり，回旋だと，相手から見た回旋方向を直感的に理解することは，意外に難しいのです［図7］．カルテに時計回りの矢印を記入しつつ，「このように反時計回りの眼振を認めます……」などと言わなけ

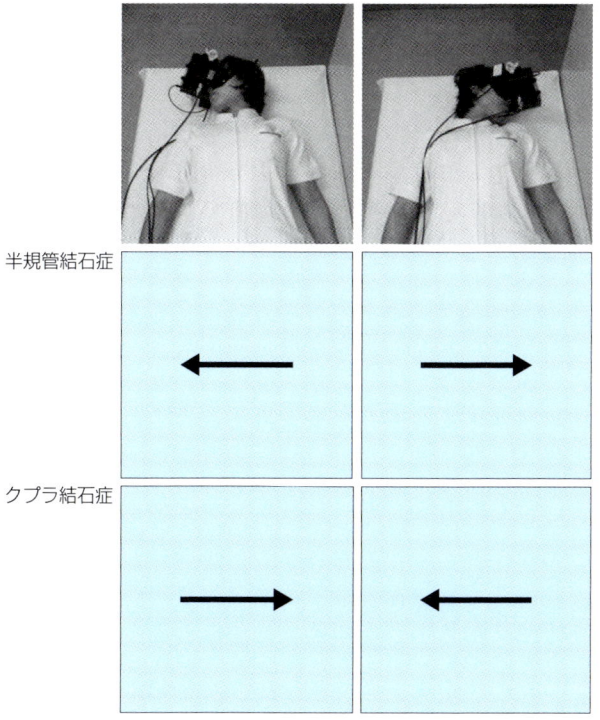

図5 外側半規管型良性発作性頭位めまい症
　右下頭位と左下頭位で方向が逆転する水平性眼振（方向交代性眼振）がみられる．眼振の方向が下向き（地面方向）の場合には半規管内を耳石が浮遊している半規管結石症，上向き（天井方向）の場合にはクプラに耳石が付着したクプラ結石症と診断できる．

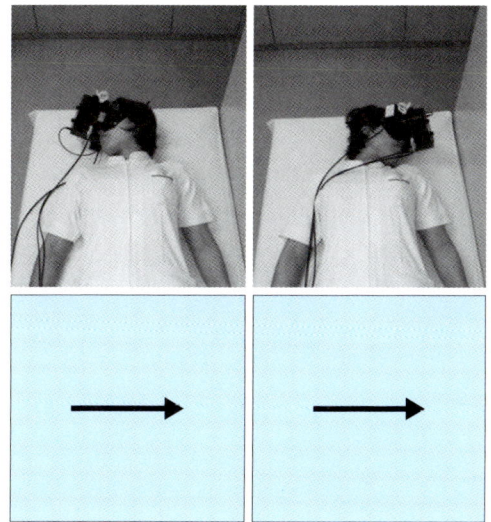

図6 右前庭神経炎
　急性末梢前庭障害（acute peripheral vestibulopathy）では，頭位によらない一方向性の水平性眼振（方向固定性水平性眼振）がみられる．

ればならないので，言ってるほうも聞いてるほうも，途中でどちらに回っているんだかわからなくなります．カルテに書く矢印の向きと言い方が逆であることが，こんがらがる原因なので，カルテ上の矢印の向きに合わせ，言い方も医師から見た方向で統一したほうがよいのでは，といった意見もあり，実際そのように記載された記録も，数多くあります．

　少しわき道にそれますが，考えてみると回旋性眼振の表現の混乱は，たぶん「時計」のたとえがよくないからなのでしょう．私たちが時刻を知ろうとして時計を見るときには，医師が患者を診るときのように，正面から向かい合う形で見ます．したがって，時計を見たときの「時計回り」は，「医師側から見た時計の針の回る方向」を指します．時計の側（すなわち患者側）から針の回る方向を意識しているのは，鳩時計の鳩くらいなものでしょう．時計の側（患者側）から針を見ることに慣れていない私たちは，当然，「時計回り」というと，医師側から見ているイメージとなり，患者側から見た眼振の表現とはそぐわないのです．

　余談はさておき，実はまだ本邦のみならず国際的にも，回旋性眼振に対する正確でわかりやすい表現法の統一見解はありません．したがって回旋性眼振の場合，「被検者（患者）から見て」「検者（医師）から見て」と，その都度前置きをしてから，「時計回り」なのか「反時計回り」なのかを言うしかないのです．とはいえ，患者から見た方向と医師から見た方向のどちらに統一されても混乱するので，現在のように，その都度見る立場を明確にしたうえで，方向を記載する，という方法は，案外一番よい方法なのかもしれません．「時計回り」，「反時計回り」が混乱するので，「眼球の上極が患者の右耳の方向へ動く向きの回旋性眼振」なんて記載することもあるくらいです．

　ちなみに，「時計回り」ほどの混乱はありませんが，見る方向が変わることで，慣れないとわかりにくい所見の記載は，なにも眼振に限ったことではありません．たとえば眼科で用いる「視野」は，自覚症状をもとにしている視野検査所見（ゴールドマン視野検査など）が患者（被検者）側から見た方向で記載されているのに対し，対座法での診察所見をカルテに記載するときは，医師（検者）側から見た相手の視野を描きます．ちなみに斜視を調べる Hess chart と対座法で見た眼球運動制限の記載も，同様の関係です．

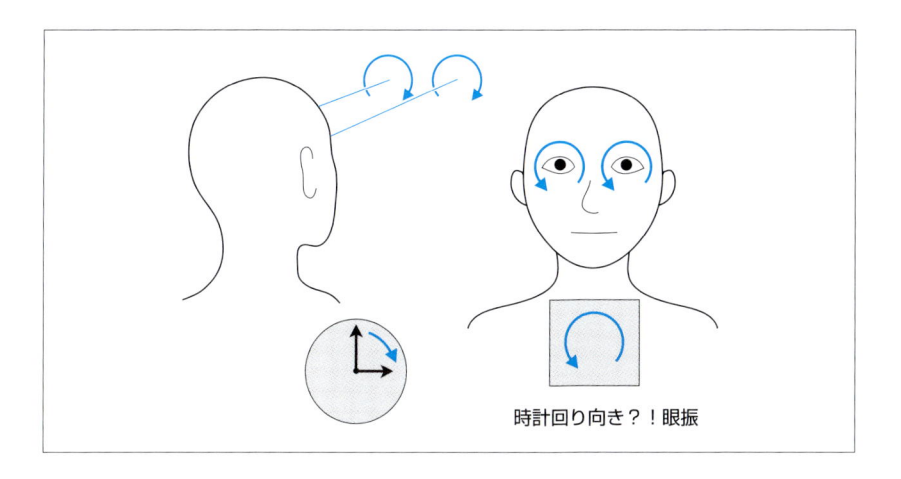

図7 回旋性眼振の方向の記載
患者から見た時計回り＝医師から見た反時計回り．

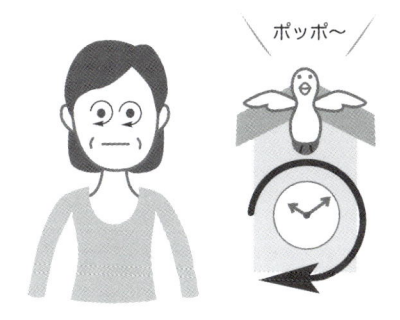

時計回りなのに反時計回り

回旋性眼振の方向は鳩の立場で考える!?

1.5 中枢性めまいの特徴

さて,いよいよ中枢性めまいです.めまいが症状の前景に立っている場合,脳の障害部位はたいてい脳幹か小脳です.

脳幹の障害

脳幹には,前庭神経核を筆頭に平衡維持のための多くの神経核や神経経路があります.そしてもちろんそれだけではなく,脳幹には眼球運動や構音,嚥下の神経機構,顔面や四肢の運動,感覚の神経経路も存在しています.大脳や小脳と違って脳幹はただでさえ小さいのに,こんなにも多くの神経機構がひしめき合い,重なり合って存在しているのです.

したがって,もし脳卒中により脳幹の平衡維持のための神経機構が障害されれば,たとえ小さな脳卒中であっても,重なり合った他の神経機構が同時に障害されてしまいます.つまり,**脳幹障害によるめまいでは,ほぼ間違いなくめまいと同時に眼球運動障害や構音障害,四肢の運動や感覚障害などが生じてしまうのです**.

こうしためまい以外の症状は,ものが二重に見える,呂律が回らない,片方の顔面や手足が動かしづらい,ないししびれる,などの患者の訴えから簡単に気づくことができます.また,直接患者が訴えなくても,指の追視(眼球運動のチェック),「パタカ」の繰り返し(構音障害のチェック),バレー徴候(片麻痺のチェック),などの簡単な診察をすれば,すぐにスクリーニングできてしまいます.

▶ **バレー徴候**
軽い片麻痺を検出する方法.両腕を手のひらを上にしてまっすぐ前方に挙上させ,閉眼させると,麻痺のある側の腕が回内しつつゆっくり下降する(臥位の場合は両腕を斜め 45°ぐらいに挙上させる).

> **Column** パタカ???

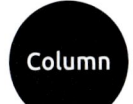

「パタカ，パタカ」と繰り返し言わせると，構音障害の簡単なチェックになります．もちろん他の言葉，たとえば「今日はよいお天気です」と言ってもらってもかまいません．でも，もし大雨だったら「よいお天気」は変ですし，かといっていちいち気のきいたセリフをその場で考えるのは，かなり面倒です．そんな訳で，いろいろ試した挙句，結局「パタカ」に落ち着いてしまいました．念のため言っておきますが，「パタカ」と言わせるのは実は昔から使われている方法で，それぞれの音で，唇，舌，喉の動きを，また繰り返しにより，声の長さや強さのリズムを確認できることになっています．

小脳の障害

一方，小脳の障害の場合には，運動麻痺や感覚障害は伴いません．ただし，小脳の上のほう（小脳上部）の障害では，構音障害や手足の揺れや定まりの悪さ（測定障害）といった，いわゆるわかりやすい**小脳性運動失調**が出てきますので，脳幹の障害のときと同じような簡単な診察，たとえば「パタカ」の繰り返しや反復拮抗運動，指鼻試験などにより，簡単に気づくことができます．

一番問題なのは，小脳の下のほう（小脳下部）の障害でめまいが起こったときです．小脳下部の障害では，範囲が比較的大きくても，わかりやすい構音障害や四肢の測定障害が生じません．もちろん麻痺や感覚障害も伴わないため，小脳下部の障害によるめまいは，「わかりにくい中枢性めまい」の代表格，といっても過言ではありません．でも，そんな小脳下部障害でも，起立歩行障害，つまり体幹失調は，ちゃんと生じています．患者を立たせたり，歩かせたりすることで，この体幹失調はすぐにわかります．ちなみに小脳障害で有名な注視方向性眼振（正確には注視誘発眼振）は，変性疾患などのびまん性の障害では目立ちますが，脳梗塞や脳出血では明らかでないことも多いので，めまいの鑑別診断の決め手になることは，それほど多くありません．

▶**反復拮抗運動**
diadochokinesis
小脳が障害されると素早い交互運動ができなくなる．「お星さまキラキラ」をするように回内，回外を素早く繰り返させると，小脳障害のある側で反射速度が遅くなり，リズムも不規則となる．

▶**指鼻試験**
患者に人差し指で，自分の鼻と医師（検者）の人差し指を交互に触らせる．小脳障害があると人差し指が正確に目標に到達せず，フラフラ揺れてしまう（測定障害）．

> **Point** 中枢性めまいの特徴

①脳幹および小脳上部の脳卒中の場合には，めまい以外の神経症候（眼球運動障害，構音障害，運動障害，感覚障害，四肢の小脳性運動失調のいずれか）を伴う
②小脳下部の脳卒中の場合には，起立，歩行障害（体幹失調）を伴う

> **Point** めまい患者における神経症候のスクリーニング

①患者の訴え
- ものが二重に見える（複視）
- 呂律が回らない（構音障害）
- 手や足，顔面の動きにくさやしびれ感

②神経所見
- 視標（指）の追視
- 構音障害のチェック（「パタカ」の繰り返し）
- バレー徴候の確認
- 反復拮抗運動（diadochokinesis），または指鼻試験の確認
- 起立・歩行障害の有無（末梢性めまいのスクリーニング後にチェック）

1.6 実際の診察法
──めまい診断フローチャートを用いた診察の流れ

　ここから，本書の内容でおそらく一番役に立つ，めまい患者の実際の診察方法について説明します．ここまで何気なく流し読みしてきた人も，ここだけはしっかり読んでください［図8］[3]．鑑別していくうえでの重要なポイントは，**これまでに説明してきた中枢性めまいと末梢性めまいの簡単な特徴とめまいの原疾患の頻度**です．

　以下，めまい診断フローチャート［図8］[3]に沿って，診察の流れを説明します．

　患者が急性めまいを主訴に来院した場合には，とりあえず何はさておき，

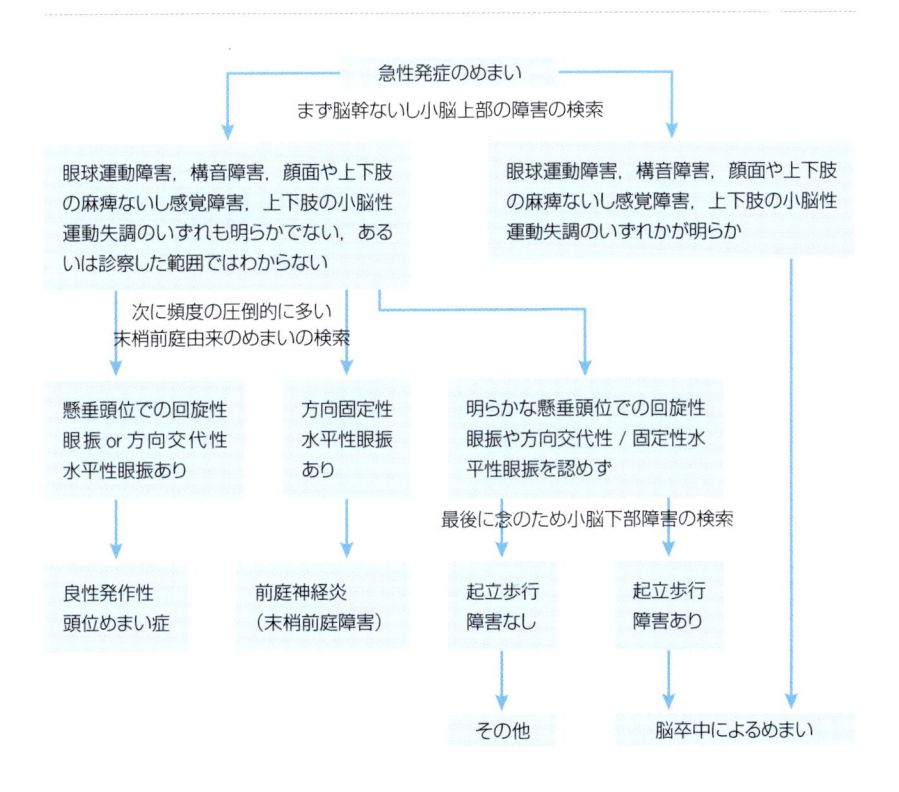

```
                        急性発症のめまい
                  まず脳幹ないし小脳上部の障害の検索
          ┌──────────────────────┴──────────────────────┐
  眼球運動障害，構音障害，顔面や上下肢              眼球運動障害，構音障害，顔面や上下肢
  の麻痺ないし感覚障害，上下肢の小脳性              の麻痺ないし感覚障害，上下肢の小脳性
  運動失調のいずれも明らかでない，ある              運動失調のいずれかが明らか
  いは診察した範囲ではわからない
          │
  次に頻度の圧倒的に多い
  末梢前庭由来のめまいの検索
    ┌─────┴─────┐                              │
 懸垂頭位での回旋性    方向固定性              明らかな懸垂頭位での回旋性
 眼振 or 方向交代性    水平性眼振              眼振や方向交代性／固定性水
 水平性眼振あり        あり                    平性眼振を認めず
    │                   │                     最後に念のため小脳下部障害の検索
    ▼                   ▼                ┌──────┴──────┐
 良性発作性          前庭神経炎          起立歩行         起立歩行
 頭位めまい症        （末梢前庭障害）     障害なし         障害あり
                                           │                │
                                           ▼                ▼
                                        その他          脳卒中によるめまい
```

図8　実際のめまい診察の流れ（めまい診断フローチャート）
（城倉 健：脳卒中とめまい．日本医師会雑誌 134：1485-1490, 2005 より改変）

めまい以外の神経症候を探します．ただし，めまいで気分が悪い患者には，必要最小限の問診（麻痺やしびれ感，呂律不良，複視）と診察（追視，パタカ，バレー徴候，diadochokinesis）しかできません．前章に出てきた「めまい患者における神経症候のスクリーニング」（→026頁）を参考にしましょう．眼球運動障害，構音障害，麻痺や感覚障害，手や足の運動失調のいずれかが見つかれば，もちろん脳卒中を疑います．そしてこの時点で，脳幹と小脳上部の脳卒中のほとんどは，スクリーニングできてしまいます．まあ実際には，主訴がめまいの場合，めまい以外の神経症候が見つかることは，それほど多くはないのですが……．

問題は強いめまいを訴えているにもかかわらず，めまい以外の神経症候がなかったときです．自分が診察した範囲では，めまい以外の神経症候がよくわからなかったとき，と言ったほうが正確かもしれません．このような場合には，めまいの原疾患の頻度を思い出してみましょう．なんとしても中枢性の原因を見つけ出そう，とばかりにもっと詳しく診察しようとして，いたずらに時間を費やしたり患者に大きな負担をかけたりするのは，スマートな方法とは言えません．めまいの原疾患の頻度を考慮すると，次にしなければならないのは，圧倒的に多い末梢前庭障害のチェックなのです．

末梢性めまいの特徴は，めまい以外の神経症候を伴わず，かつ，懸垂頭位での回旋性眼振，または右下および左下頭位で方向交代性眼振，または頭位によらない方向固定性水平性眼振がみられるでした．したがって，めまい以外の神経症候が伴わなかった場合には，次に右下や左下の懸垂頭位にして懸垂頭位での回旋性眼振を探したり，仰臥位にして頭を右に向けたり左に向けたりして方向交代性眼振や方向固定性水平性眼振を探したりします．末梢前庭系の異常によるこうした眼振は，通常極めて顕著に出現するため，見落としてしまうことはほとんどありません．こうした，末梢前庭の異常を強く示唆する所見があれば，逆に脳卒中による中枢性のめまいの可能性は低くなるわけです．

めまいが強いにもかかわらず，頭位眼振検査や頭位変換眼振検査で末梢性めまいに特徴的な眼振が認められなかったときには，最後に念のために，小脳下部障害由来のめまいの可能性を調べておきます．小脳下部障害によるめまいでは，起立歩行障害を調べるのがポイントでしたので，ここで初めて患者をゆっくり立たせたり，歩かせたりすることを試みます．なんとか歩行が可能なら，脳卒中の可能性は極めて低いと言えます．もちろん良性発作性頭位めまい症や前庭神経炎などで激しい眼振が出ているときには，起立や歩行がしづらくなる場合もありますが，特に目立った眼振がないにもかかわらず，

症状が強く，起立や歩行ができない場合には，小脳下部の脳卒中の可能性があります[図8]．

　一応このフローチャートを用いれば，めまい患者を科学的根拠に基づいて，しかもかなり簡単に（患者に負担をかけないように効率的に）診断することが可能になります．めまい患者が来院した場合，**とりあえずこのフローチャートを用いると決めておくだけで**，今までなんとなく苦手意識があって敬遠してきためまい患者の診察が，案外楽にできるようになってしまうのです．診察に基づいて最初から診断の見当がつくようになれば，よくわからないがゆえに感じていためまい診療に対する抵抗もいつの間にかなくなってしまいます．

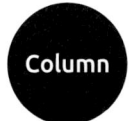

Column　めまい患者に水平性眼振がみられた場合

　多くのめまい患者は，吐気に耐えながら横向きにじっと寝ていて動こうとしません．そんな患者にFrenzel眼鏡を装着して水平性眼振がみられた場合には，頭位を逆にして（左下だったら右下に，右下だったら左下にして），眼振の方向が逆転するかどうか見極めることが，非常に重要です．じっと寝ている患者の眼振の方向が，反対を向かせたときに逆転すれば，外側半規管型良性発作性頭位めまい症ということになり，逆転しなかったときの前庭神経炎（急性一側前庭障害）と治療方針がまったく違ってくるからです．ちなみに，良性発作性頭位めまい症の眼振方向の逆転には，数秒以上かかることもあるため，頭位を逆にした後，少なくとも10秒くらいは，眼振を観察する必要があります．また，頭位を逆にするとたいていの患者はめまいが悪化して嘔吐してしまうので，事前に「めまいが一時的に悪化すること」と「診断のためにはどうしても必要なこと」を説明しておいたほうが無難です．

Column　蝸牛症状

　今回提示したフローチャート[図8]には聴力低下や耳鳴りなどの蝸牛症状の項目はありません．当然のことですが，もし蝸牛症状があれば，耳から来る末梢性めまいの可能性が高くなります．しかし，そもそも聴力低下や耳鳴りとともにめまいが生じれば，たいていの患者は最初から耳の異常を疑って医療機関を受診します．初診の医師も，こうした患者であればすぐに患者を耳鼻科に回すでしょう．したがって，蝸牛症状を伴うめまいは，救急外来で診断に悩むことがあまりありません．そこで今回は，あえてフローチャートから外してあります．もしフロー

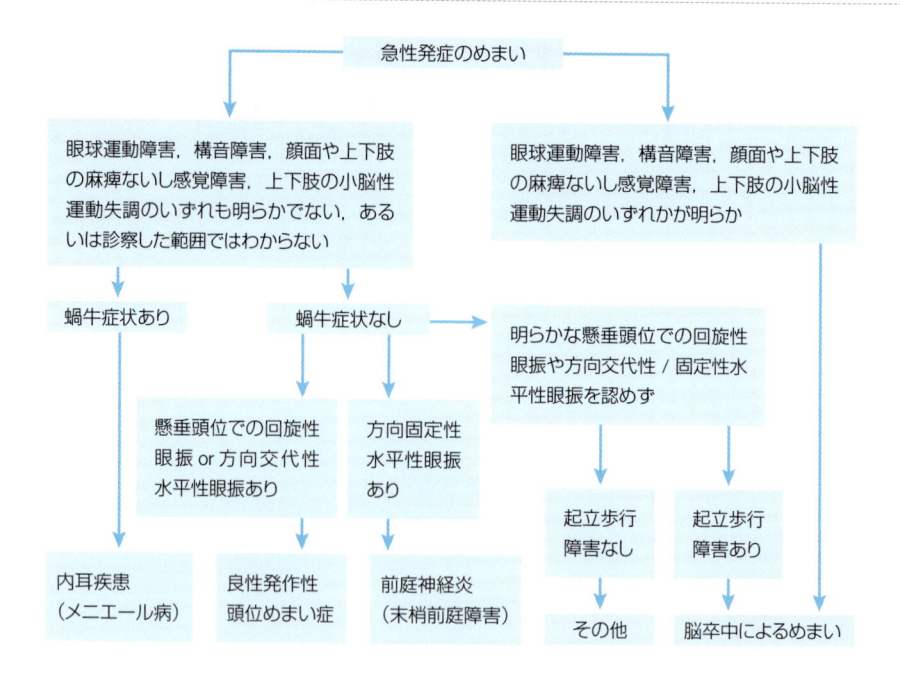

```
                           急性発症のめまい
                    ┌──────────┴──────────┐
                    ▼                     ▼
          眼球運動障害，構音障害，        眼球運動障害，構音障害，
          顔面や上下肢の麻痺ないし        顔面や上下肢の麻痺ないし
          感覚障害，上下肢の小脳性        感覚障害，上下肢の小脳性
          運動失調のいずれも明らかで      運動失調のいずれかが明らか
          ない，あるいは診察した範囲
          ではわからない
            │                                │
    ┌───────┼────────┐                       │
    ▼       ▼        ▼                       ▼
  蝸牛症状  蝸牛症状 ──────────────▶ 明らかな懸垂頭位での回旋性
  あり      なし                      眼振や方向交代性/固定性水
                                      平性眼振を認めず
```

図9　蝸牛症状を加えた場合のフローチャート
（城倉 健：脳卒中とめまい．日本医師会雑誌 134：1485-1490, 2005 より改変）

チャートを本来用いる目的，つまり原因のよくわからないめまい患者をプライマリケアの段階で簡単に診断しようという目的をひとまず棚に上げ，利便性よりも完全性を求めたフローチャートにしたければ，フローチャートの末梢性めまいの部分に，「蝸牛症状を伴うめまい」の分枝を加えることになります［図9］．また，ついでに付け加えると，中枢性めまいのなかにも蝸牛症状を伴うものがあります．前下小脳動脈領域の梗塞（AICA症候群）では，耳鳴や聴力低下が生じるのです．ただし，脳幹や小脳脚が障害されるAICA症候群では，耳鳴や聴力低下よりももっと目立つ顔面麻痺や小脳性運動失調がありますので，たいていの人は最初から脳卒中を疑います．フローチャートに当てはめてみても，蝸牛症状を確認するまでもなく，真っ先に脳卒中に分類されてしまいます．

▶前下小脳動脈
anterior inferior cerebellar artery：AICA

1.7 例外の存在

　世の中の規則や法則には，たいてい例外が存在するものです．そしてもちろん，めまい診断のフローチャートにも例外があります．この場合の例外とは，**フローチャートに沿って診察しても末梢性めまいとの鑑別が難しい中枢性めまいが存在する**ということです．フローチャートを用いるうえで，やはり例外の存在は知っておいたほうがよいので，最後に例外について触れておきます．ちなみに例外は3パターンまとめることができます．

あまりにも症状が軽いので中枢性めまいを示唆する所見がわかりにくい

　最初のパターンは，症状があまりにも軽いため，めまい以外の神経症候がわかりにくい場合です．たとえば，前下小脳動脈（AICA）領域の梗塞があまりにも小さい場合には，通常目立つはずの顔面麻痺や小脳性運動失調が，診察してもよくわからないことがあります．特に左側の病変では，運動失調を判定する左手が利き手でないことが多いため，手のユレやブレ（測定障害）が病的かどうかの判断に迷います．また，同様に後下小脳動脈（PICA）領域の極めて小さな梗塞でも，起立や歩行の障害（体幹失調）が軽微でわかりにくいことがあります．

▶後下小脳動脈
posterior inferior cerebellar artery：PICA

　ただ，こうした「あまりにも軽症であるがゆえにわかりにくい」というパターンは，何もめまいに限ったことではありません．たとえて言うなら，高齢者に生じた極めて軽い構音障害や片麻痺が，もとからあったものなのか最近生じた新たな神経脱落症状なのかの判断に迷うのと同じようなものです．

障害が小脳の特殊な部位（前庭神経核への抑制経路）に限局したために，末梢前庭障害と類似した眼振が出現してわかりにくい

　2番目のパターンは，小脳のちょうど前庭神経核を抑制する部分が選択的に障害された場合です[4]．具体的には小脳虫部の微小病変がこれにあたります．小脳の前庭神経核を抑制する部分が選択的に障害されると，半規管系の

前庭動眼反射や耳石器系の前庭動眼反射に脱抑制が生じます．するとめまいとともに，末梢前庭障害類似の眼振が生じることがあるのです．

詳細は第2部に回しますが（→092頁「末梢性めまいと紛らわしい中枢性めまいの眼振」），こうした場合に出現する眼振は方向固定性水平性眼振または方向交代性上向性眼振の2パターンで，前者は前庭神経炎の眼振に，また後者は外側半規管型良性発作性頭位めまい症（クプラ結石症）の眼振にとてもよく似ています．見慣れてくると，眼振の程度（軽いことが多い）やリズム（少々不規則），方向（垂直方向の成分が混ざっていることもある）から，なんとなく本物の末梢前庭障害と区別できることが多いのですが，初めて遭遇した場合には，まず鑑別できません．

紛らわしい眼振を伴うめまいが，しょっちゅう外来に受診したりすると大変困りますが，実際にはこのような特殊な小脳虫部障害による中枢性めまいはとても少なく，めまい全体の1%以下（当施設ではめまい全体の0.25%）にすぎません．「通」の方はこうした紛らわしい中枢性めまいを，微妙な眼振の違いのみから鑑別してもいいのですが（→086頁「眼振に注目した中枢性めまいの鑑別」），そんな難しいことをしなくても，もっと簡単に鑑別できる方法があります．

もともと小脳虫部は，体幹のバランスを担う部位です．したがって小脳虫部の障害によるめまいでは，麻痺や感覚障害，構音障害，手足の運動失調はきたしませんが，体幹のバランスは，悪くなります（体幹失調）．おまけに小脳虫部が障害されためまい患者は，中枢性めまいの特徴，つまり視覚や深部感覚による代償，補正が効かない，という特徴も備えています．要するにいくら末梢前庭障害に似た眼振を呈していても，起立障害，歩行障害の程度に大きな差があるのです．

簡単にまとめると，**麻痺もないのに，どうしても立てなかったり，つかまっても歩けなかったりした場合には**（補正できない体幹失調），**末梢前庭障害を示唆する方向固定性水平性眼振や方向交代性上向性眼振が出ていても，小脳虫部の障害を考えなければならない**ということになります．

実はこれは，前述のフローチャート［図8］（→027頁）にそのまま当てはめることができます．フローチャートでは，末梢前庭障害を示唆する眼振がはっきりしなかった場合に，最後に小脳下部障害を念頭に，「起立歩行障害のチェック」を行うことになっていました．なんとなく患者の状態が怪しかったり，自分の見立てに自信がなくて心配だったりした場合には，たとえ末梢前庭障害を示唆する眼振があっても，念のため，フローチャートの起立や歩

行の項目まで確認しておけばよいのです．ちなみに「なんとなく怪しい患者」とは，**眼振が比較的軽いにもかかわらず，症状が強くてまったく動けない患者**，と言い換えることができます．

症状がすぐに改善してしまったため，わかりにくい（一過性脳虚血発作）

3番目のパターンは，症状が一過性で，来院したときにはすでにめまいとともに中枢性を示唆する所見も改善してしまっている場合です．具体的には脳幹や小脳を環流する椎骨動脈の一過性脳虚血発作，すなわち椎骨脳底動脈循環不全がこれに該当します．

椎骨脳底動脈循環不全は，動脈硬化を起こした椎骨動脈から微小な血栓が剥がれ，その先の脳幹や小脳の血管を一時的に閉塞することにより生じます（動脈原性塞栓）．結果として生じるめまいには，突発し，持続が数分で，蝸牛症状を伴わず，数日〜数週にわたり繰り返す，という特徴があります．また，たいていの場合，脳梗塞の危険因子を複数もつ人に起こります．通常の一過性脳虚血発作と同じで，本格的な脳梗塞の前触れ発作のようなものですが，実際に梗塞ができてしまうまでは確定診断が困難です．

もちろん一過性とはいえ脳の血管が詰まるわけですから，中枢性めまいの特徴，すなわちめまいとともにめまい以外の神経症候を伴う，という特徴が，多くの場合当てはまります．したがってめまい発作中に患者自身が，このめまい以外の症状に気づいていれば，診断が可能です．ちなみに当院の統計では，椎骨脳底動脈循環不全でめまいとともに現れる神経症候のなかで，一番多いのは構音障害です．もちろん中枢性めまいの2番目の特徴である，どうしても立てない，つかまっても歩けない，ということがめまい中にあったかどうかも参考になります．

しかしながら実際には，患者自身がこうした中枢性めまいの特徴に気づいていることは，あまりありません．したがって椎骨脳底動脈循環不全の特徴を満たすようなめまいの場合，すなわち，脳梗塞の危険因子を複数もつ患者に，突発する持続が数分で蝸牛症状を伴わないめまいが，何回か繰り返し生じた場合には，患者自身が随伴するめまい以外の症状に気づいていなくても，椎骨脳底動脈循環不全の可能性を考慮すべきです．ただし，念のため付け加えておくと，来院したときにすでに改善しているめまいで一番多いのは，やはり良性発作性頭位めまい症です．

▶一過性脳虚血発作
transient ischemic attack；TIA
▶椎骨脳底動脈循環不全
vertebro basilar insufficiency；VBI

1.8 画像検査のタイミング

　もうここまで来れば皆さんは，めまい患者が来ても，なんの抵抗もなく診察し，その場で診断の見当をつけられるようになっているはずです．

　めまい患者を診察した結果，もし中枢性のめまいが疑われるようなら，直ちに脳の CT や MRI などの画像検査を行わなければなりません．診断が疑わしいときも，やはり画像検査を行ったほうが安全でしょう．ただし，やみくもにすべてのめまい患者に画像検査を行うわけにもいきません．そこで本章では，前述のフローチャート［図8］（→ 027 頁）に沿ってめまいの診断を進めた際に，どのタイミングで画像検査を行えばよいのかを，念のため確認しておきます．まあおそらくすでに皆さんは，もうこの章を読まなくても画像検査のタイミングはわかっていると思いますので，復習と思っていただいて結構です．

明らかな神経症候が見つかった場合

　まず，フローチャートの第一段階で，誰にでもわかるめまい以外の神経症候が見つかった場合です．この場合は脳幹または小脳上部の障害が疑われますので，ただちに画像検査が必要です．脳幹も小脳も CT だとうまく描出できないので，可能であれば最初から MRI を施行したほうが効率的です．たとえ CT や MRI で異常所見を認めなくても，めまい以外の神経症候があれば，脳に異常がある可能性が高いので，神経内科や脳神経外科，脳卒中診療科などの脳の専門家に相談したほうがよいでしょう．ちなみに発症してからまだ 1～2 時間ぐらいしかたっていない超急性期の脳梗塞は，MRI の拡散強調画像でも写りません．

怪しい患者の場合

　フローチャートに従うと，誰にでもわかるめまい以外の神経症候を認めなかった場合には，末梢性めまいに特徴的な眼振を探すことになります．フロー

チャートのこの段階で，懸垂頭位での回旋性眼振，右下および左下頭位での方向交代性眼振，頭位によらない方向固定性水平性眼振の，いずれかを認めた場合には，画像検査は必要ないことがほとんどです．実際，当院ではこうした患者の多くは画像検査を行っていません．ただし，例外の項で述べたように，極めてまれに，末梢性めまいと紛らわしい方向交代性上向性眼振や方向固定性水平性眼振が，小脳虫部病変で出現することがありますので，「怪しい患者」，すなわち眼振が弱い割に症状が強かったり，眼振があまり規則的でなかったり，あるいは脳卒中の危険因子を複数もっていたりするような患者の場合には，念のためにフローチャートの最終段階まで確認しておいたほうが無難です．

　フローチャートの最終段階は，末梢性めまいに特徴的な眼振を認めなかった場合です．こうした患者では，小脳下部病変を念頭に起立や歩行をチェックします．末梢性めまいに特徴的な眼振を認めても，前述の「怪しい患者」は，起立や歩行をチェックしたほうがよいでしょう．眼を見開いたり足を踏ん張ったりして立っていられない場合や，つかまっても歩けない場合は，小脳下部病変の可能性があるので，やはりすぐに画像検査（MRI）を行う必要があります．

　こうして書き出すと，わりと画像検査が必要な場合が多いような気がしてしまいますが，実際には，めまいを主訴に来院した患者の場合，めまい以外のわかりやすい神経症候がある，なんていうことはほとんどありません．そしてたいていの場合，末梢性めまいに特徴的な眼振を認めて，画像検査なしで診断がついてしまいます．怪しい患者も，そっと立たせてみると意外と歩けることが多く，どうしても立てずにMRIに回る患者は，極めて少数です．

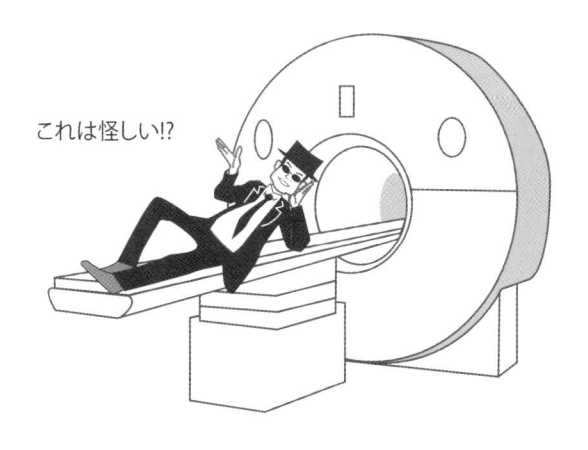

これは怪しい!?

1.9 第1部のまとめ

「どうやって診察したらいいかわからないし，吐かれると面倒だし，そのうえ，たまに見逃すとマズイ脳卒中も混ざっているし……」という理由から，これまでめまいは，多くの医師から敬遠されてきました．神経内科や脳外科はおろか，耳鼻科の医師でさえ，過半数が「できればめまいは診たくない」と感じているほどです．

そこで第1部では，中枢性めまいと末梢性めまいの簡単な鑑別法と，誰にでもできるわかりやすいめまいへのアプローチ法を解説しました．個々のめまい疾患の特徴を勉強する前に，とりあえず病変の部位が脳なのか耳なのかを簡単に区別できるようになっておこう，というわけです．第1部を読めば，少なくともどうやってめまいを診察したらいいのかわかるようになり，しかも見逃すとマズイ脳卒中も鑑別できるようになります．めまいのプライマリケアとしては，これだけで，もう十分と言えるでしょう．めまいに対する苦手意識はもはや完全に払拭され，「めまいなら簡単だ」と思えるようになっているはずです．

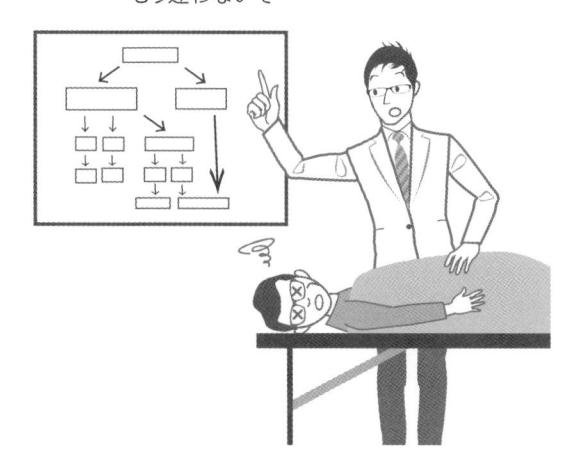

文献
1) 城倉 健：脳卒中とめまい．日本医師会雑誌 134：1485-1490, 2005
2) Kerber KA, Brown DL, Lisabeth LD, Smith MA, Morgenstem LB：Stroke 37：2484-2487, 2006
3) 城倉 健：危険なめまいを見逃さないぞ．箕輪良行(編)：救急・ER ノート 1　もう怖くないめまいの診かた，帰し方．pp25-35, 羊土社, 2011
4) 城倉 健：脳幹・小脳の血管障害によるめまい．臨床神経学 51：1092-1095, 2011

第 **2** 部

めまい診療の実際

第2部は各論です．それぞれのめまい疾患についての説明や，
第1部で説明しためまいの鑑別法（フローチャート）に基づいた診断の実際などについて解説します．
本来私の専門が中枢性めまいなので，各論も中枢性めまいから始めたいところですが，
めったに遭遇しない中枢性めまいの説明でおなかいっぱいになってしまうといけないので，
遭遇する頻度の高い末梢性めまいから解説します．

2.1 末梢性めまい

　第1部を読んだ皆さんはすでにご存知ですが，末梢性めまいには，**めまい以外の症状を伴わない**（あっても聴力低下のみ）という特徴と，**他の感覚により代償，補正が効く**という特徴がありました．めまい以外の症状がないので，唯一他覚的にとらえられる**眼振**が，極めて重要な観察ポイントになります．そして逆に，眼振をとらえることができないと，末梢性めまいの確定診断は極めて困難になります．

　第1部でも述べましたが，末梢性めまいの眼振は他の感覚，すなわち視覚により代償，補正されてしまいますので，そのまま観察しても目立たないことがあります．でも，視覚による補正ができない状態，つまりFrenzel眼鏡を装着した状態で観察すると，特徴的な眼振がドッと出てきます．

> **Point　末梢性めまいの診断**
>
> 　Frenzel眼鏡による眼振の観察が，末梢性めまいの診断には，結局一番簡単で役に立つ方法です．

2.2 良性発作性頭位めまい症

良性発作性頭位めまい症
benign paroxysmal positional vertigo；BPPV

　良性発作性頭位めまい症は，数あるめまい疾患のなかで最も多い疾患です[1]．ただし，遭遇する頻度は報告により差があり，めまいで受診する患者の20％程度と記載された報告もあれば50％を超えるという報告もあります．では，報告によりこんなに大きな差があるのはなぜでしょうか？

　後で詳しく説明しますが，良性発作性頭位めまい症は耳石のかけらが半規管の中に迷入してしまうことが原因なので，迷入した耳石が半規管の外に出てしまえば治ります．自然に出てしまうことも多く，放っておいてもかなりの頻度で自然に治ってしまいます．したがって，突然のめまいですぐに受診できる市中病院では，頻度が高くなりますが，あちこちの病院を経てから紹介される大学病院では，受診するまでに時間がかかる分，頻度が低くなります．本書を読む方は，他から紹介されてくるめまい患者を診る専門施設の方より，飛び込みで受診するめまい患者を診る市中病院の方のほうが多いと思われますので，**良性発作性頭位めまい症はめまい患者全体の約半数**と思っていただいて結構です[1]．これはつまり，市中病院では，**良性発作性頭位めまい症を正確に診断できれば，大勢訪れるめまい患者の半数近くを正確に診断できる**ということでもあります．

なぜめまいが起きるのか？

　ヒトは半規管の中のリンパの動きで角加速度（回転運動）を感知し，卵形嚢や球形嚢にある耳石が引っ張られることで，重力や直線加速度（前後左右や上下への運動）を感知しています［図1A］．良性発作性頭位めまい症は，もともと卵形嚢に存在する耳石の一部が剥がれて，半規管内に迷入してしまうことが原因と考えられています．解剖学の教科書に載っている図のままだと，どうして剥がれた耳石がうまいこと半規管に入ってしまうのかピンときませんが，頭を寝た状態（仰臥位）にすると，こぼれ落ちた耳石はそのまま後半規管や外側半規管に入りやすいことが理解できます［図1B］．実際，3つある半規

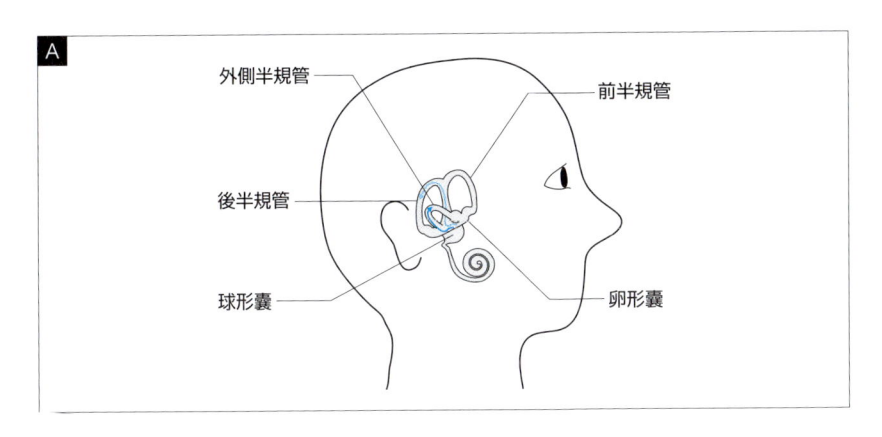

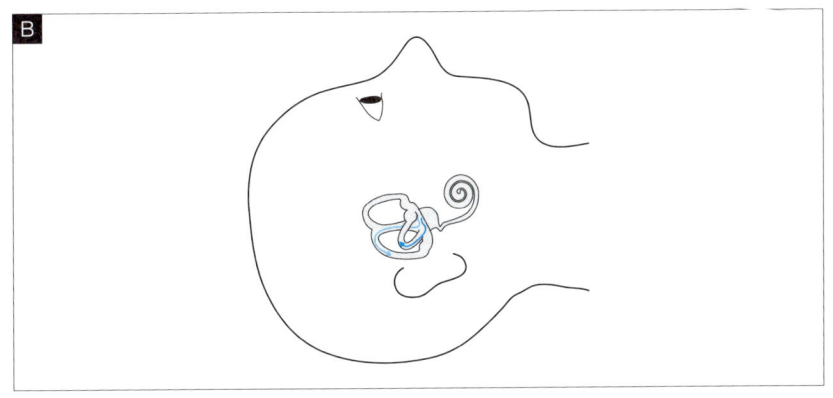

図1 半規管と耳石器
　角加速度（回転運動）を感知する三半規管（前半規管，外側半規管，後半規管）と重力や直線加速度を感知する耳石器（卵形嚢，球形嚢）(A)．立位や座位で頭部が垂直だと，卵形嚢から耳石が剥がれ落ちたとしても，後半規管や外側半規管には入り難いように思える．ところが，臥位になり頭部が水平になると，卵形嚢から剥がれた耳石が下に落ちれば，そのまま後半規管や外側半規管に入ってしまうことが理解できる(B)．

管で良性発作性頭位めまい症が起こるのは，ほとんどの場合寝たときに下になる後半規管か外側半規管なのです．

　半規管内に迷入した耳石が，頭位の変換により重力に従って移動すると，異常リンパ流動が生じてひどいめまいが起こります．ただし，耳石が半規管内の一番下までたどり着けばめまいが治まってしまうので，めまいの持続はせいぜい1分程度です．でも，めまいが止まった後に頭の位置を変えると半規管の向きが変わり，また耳石が動き出します．耳石が動けば，当然まためまいも生じます．

病歴

　こんな具合なので，良性発作性頭位めまい症の患者の多くは，「朝起きた

ら突然ものすごいめまいがしたけど，今は大丈夫」とか，「起きたときや寝たときに一時的にひどいめまいがするけど，じっとしていれば大丈夫」，「寝返りをするたびにめまいがする」などと訴えて受診します．ただし，「3日前からずっとめまいが継続している」と言ったり，「じっとしていてもめまいが持続している」と訴えたりする良性発作性頭位めまい症患者も意外と多いので，第1部でも述べましたが，やはり病歴だけではなく，きちんと眼振を見て診断することが必要です．ちなみに頭位変換から眼振が生じるまでには数秒（ほとんどの場合1〜2秒）の潜時がありますが，これは耳石が動き出して異常リンパ流動を引き起こすまでの時間と考えられています．

> **Point　良性発作性頭位めまい症の病歴**
>
> ①寝たり起きたりしたときのめまい
> ②頭位変換時のめまい（上を向くとめまい，寝返りをするとめまい，など）
> ③特定の頭位でのめまい（右下で寝るとめまい，左下で寝るとめまい，など）

後半規管型良性発作性頭位めまい症

後半規管に耳石が迷入した後半規管型良性発作性頭位めまい症では，座位から右または左を下にした懸垂頭位にすると（Dix-Hallpikeテスト，→018頁），どちらかで持続が数十秒程度の回旋性眼振が出現します．ちなみに回旋性眼振が出現したときに，下になっているほうに耳石が入っています［図2A／VTR 1］．上眼瞼向きの垂直成分も混ざっていますが，眼位により混ざり方が異なりますので，回旋成分のほうに注目してください（細かいことを言うと，眼球が外転位だと回旋成分のみになり，内転位だと垂直成分が多くなります）．なお，回旋の向きは，眼球の上極が下になった（患側）耳に向かう方向です．眼振が生じた懸垂頭位から座位に戻すと，今度は逆向きの回旋性眼振が生じます．戻したときの逆向きの眼振から，診断の再確認もできてしまいます［図2B〜D／VTR 1, 2］．

こうした眼振の記述は文字だけ読んでもピンときませんので，ぜひ，図やVTRを参照してください．

VTR 1
右後半規管型良性発作性頭位めまい症の眼振①
（2分12秒）

VTR 2
右後半規管型良性発作性頭位めまい症の眼振②
（26秒）

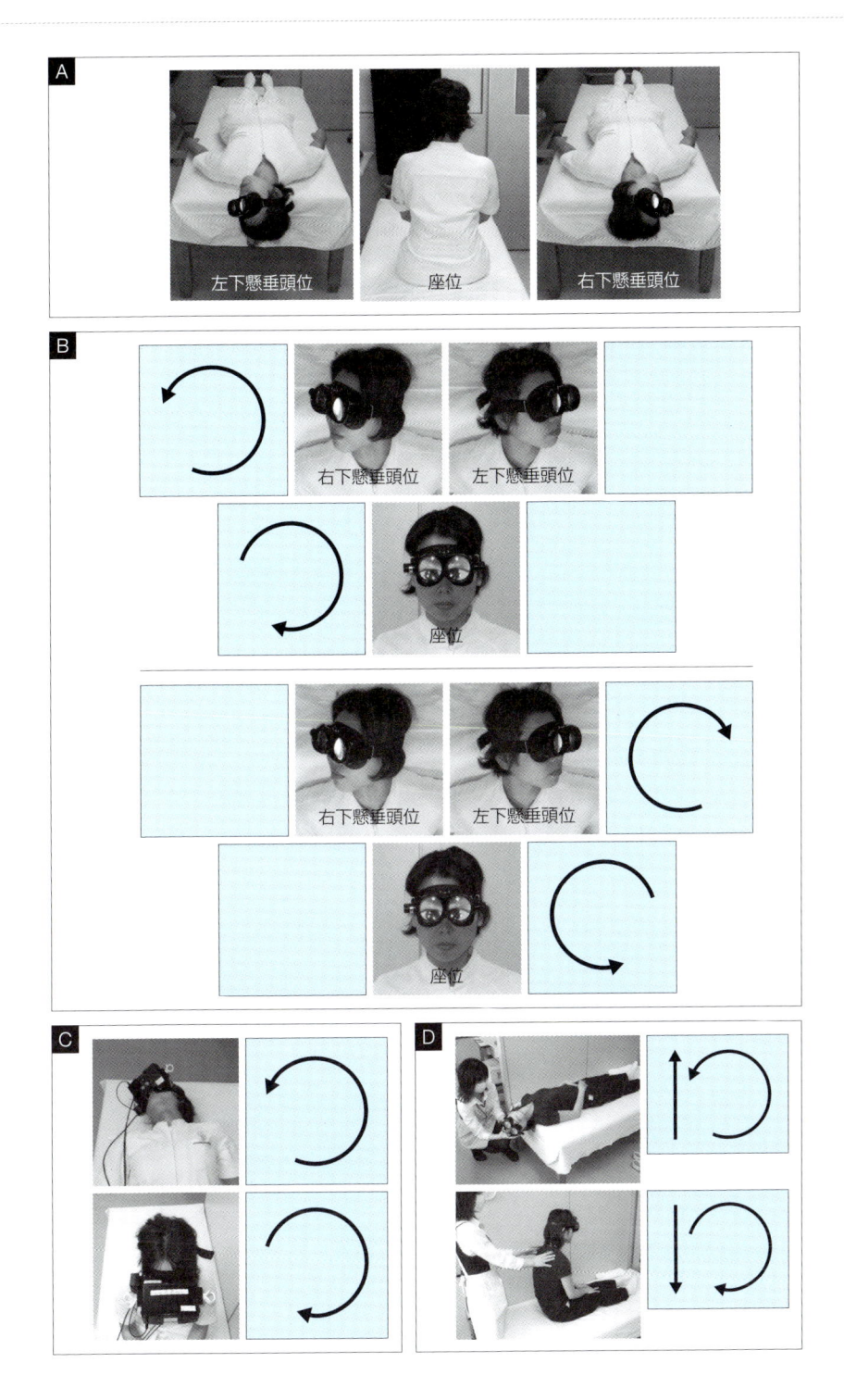

図2 後半規管型良性発作性頭位めまい症

座位から右または左を下にした懸垂頭位にしたときに（Dix-Hallpikeテスト），どちらかで持続が数十秒程度の回旋性眼振が出現する（A）．右下懸垂頭位で眼球の上極が患者の右に移動するように回旋すれば，右後半規管型であり（B上段），左下懸垂頭位で眼球の上極が患者の左に移動するように回旋すれば，左後半規管型である（B下段）．懸垂頭位から座位に戻せば，懸垂頭位と逆向きの回旋性眼振がみられる（B）．右後半規管型良性発作性頭位めまい症を別角度で示したのがCとD．

> **Point** 後半規管型良性発作性頭位めまい症の眼振
>
> ①右下または左下懸垂頭位で出現する
> ②持続が1分以内の回旋性眼振で，眼振が出現した頭位で下になった側が患側（患側向き回旋性眼振）
> ③座位に戻すと逆向きの回旋性眼振が出現する

外側半規管型良性発作性頭位めまい症

▶**外側半規管型良性発作性頭位めまい症**
水平半規管型良性発作性頭位めまい症とも呼ばれる．

　外側半規管に耳石が迷入した外側半規管型良性発作性頭位めまい症では，患者を仰臥位にして右下頭位，次いで左下頭位にすると，右下頭位と左下頭位で方向が逆転する水平性眼振（方向交代性水平眼振）が出現します[図3／VTR 3, 4]．迷入した耳石が半規管の後ろのほう（後半部分）に浮遊している状態を半規管結石症といい，耳石がクプラにくっついて半規管の前のほう（前半部分）に留まっている状態をクプラ結石症と言います．

▶**クプラ**
半規管内のリンパの流れを感知するセンサー（有毛細胞の感覚毛）の入ったゼリー状の突起．半規管の端の膨大部と呼ばれる部分にある．

　実はややこしいことに，外側半規管型では，半規管結石症とクプラ結石症で眼振の向きが逆になります．外側半規管の後半部分（寝た状態だと下のほう）に耳石がある場合と前半部分（寝た状態だと上のほう）に耳石がある場合で，頭を傾けたときの異常リンパ流動の向き，つまりクプラにかかる力の向きが逆になるためです[図4]．まあ，理屈はともかく，**方向交代性下向性**（向地性，つまり地面方向へ向く）**眼振なら半規管結石症，方向交代性上向性**（背地性，つまり天井方向へ向く）**眼振ならクプラ結石症**，という結果だけは覚えておく必要があります[図3]．半規管結石症なら，右下頭位と左下頭位を比べたときに，眼振（下向性眼振）が目立つほうの頭位で下になった側に耳石が入っており，クプラ結石症の場合には，耳石は眼振（上向性眼振）が目立つほうの頭位で上になった側に入っています[図5]．

VTR 3
右外側半規管型良性発作性頭位めまい症（半規管結石症）の眼振（1分7秒）

VTR 4
右外側半規管型良性発作性頭位めまい症（クプラ結石症）の眼振（3分52秒）

　半規管結石症とクプラ結石症では，眼振の向きのみならず，眼振の持続時間も異なります．半規管結石症では耳石は半規管内を浮遊しているので，一番下まで移動すれば眼振は消失します．したがって後半規管型と同様に，眼振の持続はせいぜい1分以内です[VTR 3]．ところが，クプラに耳石がくっつ

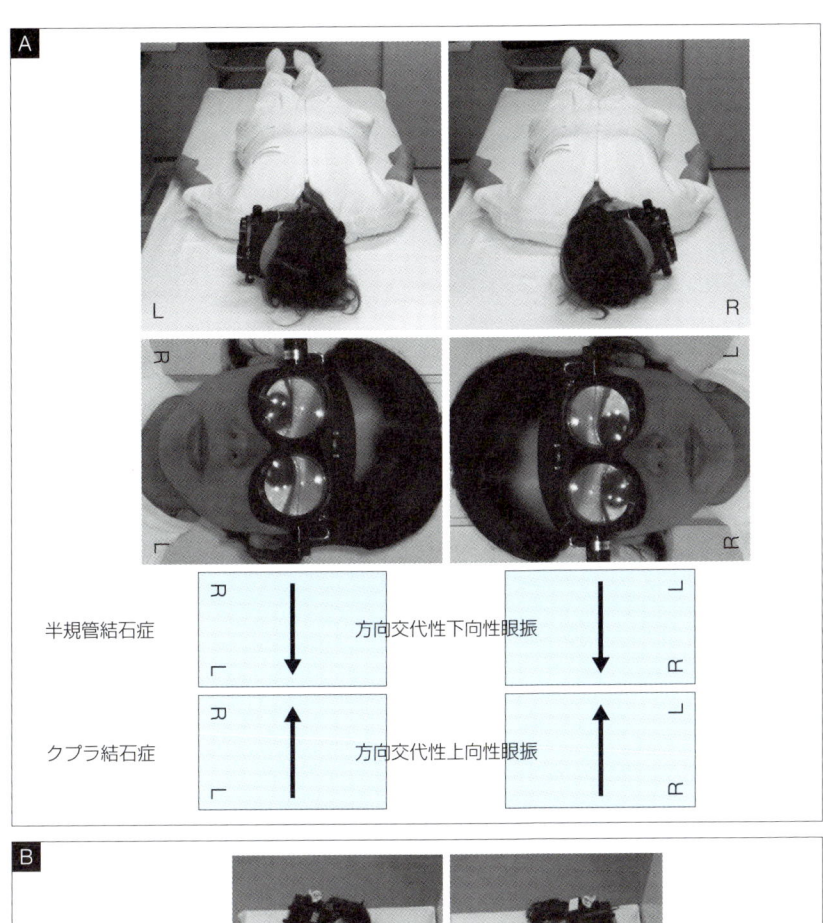

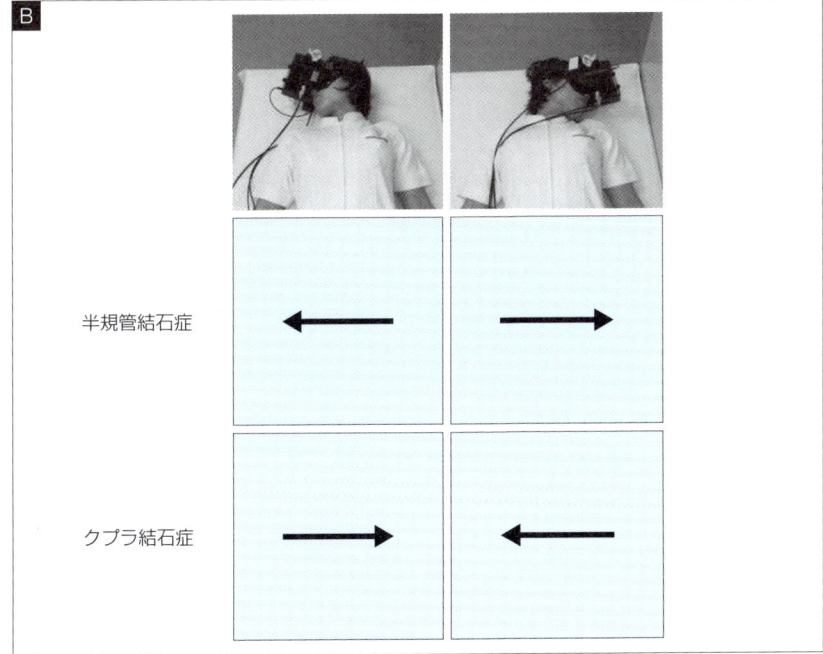

図3 外側半規管型良性発作性頭位めまい症

A：右下頭位と左下頭位で方向が逆転する水平性眼振を認める．眼振の向きが向地性（方向交代性下向性眼振）なら半規管結石症，天井方向（方向交代性上向性眼振）ならクプラ結石症である．

B：これを通常の記載法で示したもの．

いている場合には，耳石の重さでクプラを偏位させていることになるので，ずっと眼振が持続します[VTR 4, 5].

> **Point** 外側半規管型良性発作性頭位めまい症の眼振
>
> ①半規管結石症：方向交代性下向性眼振で持続は1分以内，眼振が目立つ頭位で下になった側が患側
> ②クプラ結石症：方向交代性上向性眼振で眼振はあまり減衰せずに長く持続，眼振が目立つ頭位で上になった側が患側

市中病院で経験する良性発作性頭位めまい症

　市中病院では，めまい全体のなかで良性発作性頭位めまい症の占める割合が，大学病院よりも高くなります．最初に説明したように，これは良性発作性頭位めまい症は自然に治ることが多い，という性質によります．市中病院で経験する良性発作性頭位めまい症には，実はもう1つ，大学病院と異なる特色があります．

　教科書には，良性発作性頭位めまい症は後半規管型の頻度が圧倒的に高い，と記載されていますが，市中病院では，外側半規管型も，後半規管型と同じくらい多くみられます[1]．この記述の乖離も，良性発作性頭位めまい症の自然治癒傾向で説明がつきます．頭を起こした状態（立位）だと，後半規管は耳石が入っている管の部分が出口よりだいぶ下に来てしまいますが，外側半規管は管の部分と出口はほぼ同じ高さです[図1]（→043頁）．つまり，日常生活動作で自然と耳石が出やすいのは，外側半規管のほうなのです．自然と耳石が出てしまう，つまり自然に治ることの多い外側半規管型良性発作性頭位めまい症は，大学病院に紹介されて受診に至るまでに，大半が治ってしまいます．したがって，大学病院の統計では，市中病院の統計よりも外側半規管型の割合が低くなり，これがそのまま教科書に記載されているのです．

　ちなみに起きた状態でも寝た状態でも上のほうに位置する前半規管には，滅多なことでは耳石は入りません．よって前半規管型良性発作性頭位めまい症に遭遇することはほとんどありません．

VTR 5
左外側半規管型良性発作性頭位めまい症（クプラ結石症）の眼振（2分11秒）

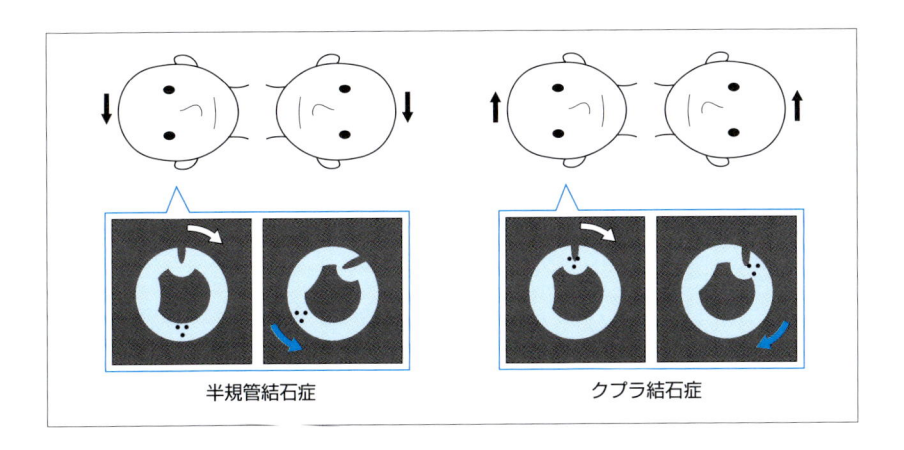

図4 外側半規管型における半規管結石症とクプラ結石症の眼振の向き

このように図にすると，外側半規管の後半部分（寝た状態だと下のほう）に耳石がある半規管結石症と，前半部分（寝た状態だと上のほう）に耳石があるクプラ結石症では，同じ方向に頭を回しても（白矢印），異常リンパ流動の向きは逆であることが（青矢印），容易に理解できる．このため，出現する眼振の向きも逆で，半規管結石症だと下向性眼振（黒矢印），クプラ結石症だと上向性眼振（黒矢印）となる．ちなみに眼振は，向きばかりでなく，持続時間も異なる．半規管結石症では，耳石はすぐに一番下に移動してしまうため，眼振の持続は数十秒程度である．一方，クプラ結石症では，耳石がクプラに付着して移動しないため，クプラを変位し続けることになり，眼振も1分以上持続する．

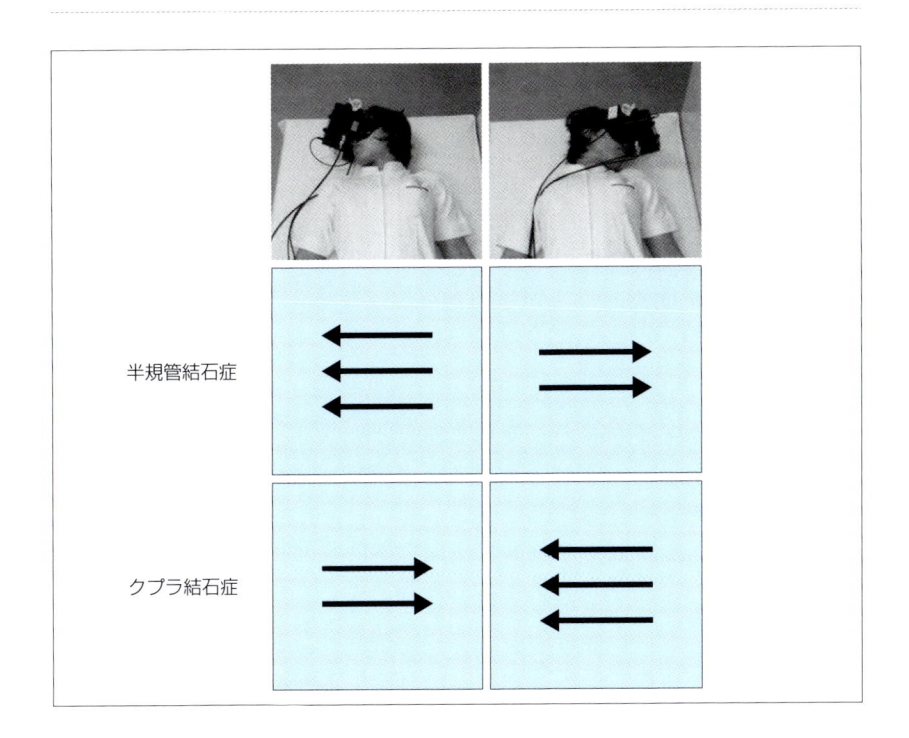

図5 右外側半規管型良性発作性頭位めまい症

外側半規管型の場合，半規管結石症では眼振（下向性眼振）が目立つほうの頭位で下になった側に耳石が入っており，クプラ結石症では眼振（上向性眼振）が目立つほうの頭位で上になった側に耳石が入っている．したがって，たとえば右が患側の場合には，半規管結石症では右下頭位での下向性眼振がより目立ち，クプラ結石症では左下頭位での上向性眼振がより目立つ．

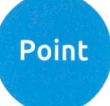

> **Point** 大学病院と比較した市中病院における良性発作性頭位めまい症の特徴
>
> ①市中病院では大学病院よりも良性発作性頭位めまい症の頻度が高い（めまい患者の約半数）
> ②市中病院では大学病院よりも外側半規管型の割合が高い（後半規管型と同じくらいの頻度）
>
> ※いずれも良性発作性頭位めまい症の自然治癒傾向で説明できます．

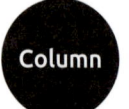

Column 良性発作性頭位めまい症の左右差

　良性発作性頭位めまい症は，左よりも右の耳に多く生じます．一説によると，右の耳を下にして寝る人の方が左の耳を下にして寝る人よりも多いからだそうです．実はこの豆知識は意外と役に立ちます．たとえば外側半規管型良性発作性頭位めまい症では，右下と左下で眼振の程度の差がはっきりしないことがあります．こうなるとどちらが患側かよくわからず，治療方針が立てられません．そんなときは，右が多いことを考慮して，「右が患側」と仮定して治療を進めるのも1つの手です．

Column 後半規管型クプラ結石症？　後半規管 short arm 型？

　外側半規管型良性発作性頭位めまい症では，耳石がクプラに付着してあまり動かないクプラ結石症の存在がよく知られています．実は最近，後半規管型でも，耳石がクプラに付着したりクプラを越えた反対側（short arm）に留まったりするタイプがあるらしいことがわかってきました．こうしたタイプは耳石がクプラ周囲から動かないため，Dix-Hallpike テストでの眼振の持続が長くなり（1分以上），難治になることが多いようです．ただし，後半規管の場合，耳石がクプラ周囲にあっても，解剖学的構造上，外側半規管のように眼振の向きが逆にはなりません．

良性発作性頭位めまい症の治療

さて，良性発作性頭位めまい症と診断がつけば，直ちにその場で治療開始です．耳石のかけらが半規管に迷入したことで生じるめまいですから，耳石を半規管の外に出してしまえばよいわけです．

Epley法

後半規管型良性発作性頭位めまい症では，眼振が出現する懸垂頭位で下になった側が患側です．治療は患側下懸垂頭位からそのままゆっくり健側下懸垂頭位へ頭位を変換し，次いで頭部と体幹の位置関係をそのままにして体幹を仰臥位から健側下側臥位にします．そしてその後座位に戻せば治療が完了です．これが有名な**Epley法**です［図6／VTR 6］．もちろん言葉ではなく，図やVTRで覚えてください．耳石を重力に従って動かしていくわけですから，眼振を観察しながら行えば，耳石が狙いどおりに動いたかどうかがわかります．耳石が目標地点までたどり着けば，頭を動かした後の眼振が止まるからです．つまり，Epley法を確実に行いたければ，各段階の頭位を眼振が止まるまで保持しながら行えばよいのです．まあ，そうはいっても途中で嘔吐したりするので，現実的にはそれぞれの頭位を30秒～1分程度保持しながら，ゆっくり行えばよいでしょう．

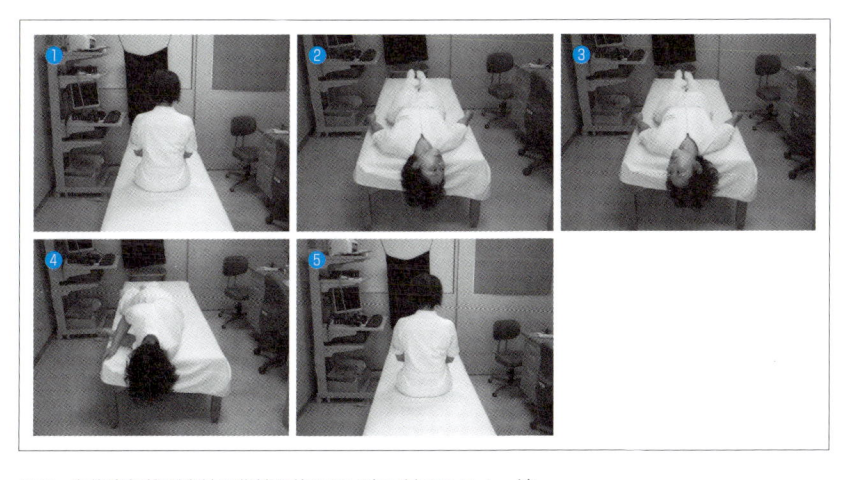

図6 右後半規管型良性発作性頭位めまい症に対するEpley法
右後半規管型良性発作性頭位めまい症の場合，①座位から②患側下懸垂頭位にして眼振を確認し，③そのままゆっくり健側下頭位になるように頭を回し，④次いで頭部と体幹の位置関係をそのままにして体幹を仰臥位から健側下側臥位にする（このとき顔は下を向いている）．⑤そしてその後座位に戻せば，耳石を半規管から排出できる．

VTR 6
右後半規管型良性発作性頭位めまい症に対するEpley法（45秒）

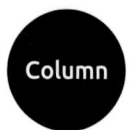

Column　Epley 法の耳石の動きのイメージ

　Epley 法は，何も考えずに動かし方だけ覚えてしまえばいいのですが，どうしても半規管内の耳石の動きをイメージしたい場合には，後半規管を耳介にたとえる方法もあります．ちょうど耳たぶの位置にたまった耳石を，耳介のふちに沿って後ろから前にもってきて，耳の穴の位置に落とすイメージです．その気になって患者の耳を見ながら Epley 法を施行すると，不思議なことに耳石が動いている様子がわかるような気がしてきます．

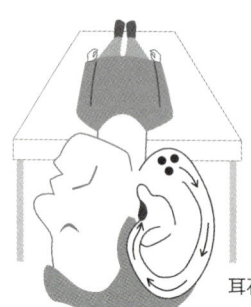

耳石はこんなふうに動いている!?

Semont 法

　後半規管型の場合には，Epley 法よりももっと簡単な Semont 法という方法もあります［図7／VTR 7］．ベッド端に腰掛け，右が患側なら，左45°を向いた状態で右側臥位になります．このときに右の後頭部がベッドについているはずです．頭位は右下懸垂頭位と同様なので，右後半規管型の眼振が出ます．そしてその後，頭の向きをそのままにして一気に起き上がり，直ちに左側臥位になります．頭の向きがそのままなので，左側臥位のときは左前頭部がベッドについているはずです．そしてその後座位に戻ります．簡単なので，患者や家族に指導すれば，自宅で自分で行うことも可能です．

VTR 7
右後半規管型良性発作性頭位めまい症に対する
Semont 法（45秒）

Lempert 法

　一方，外側半規管型良性発作性頭位めまい症では，仰臥位から健側に向かって側臥位，腹臥位，反対向きの側臥位，とゆっくり270°回転し，その後座位に戻すことで耳石が戻ります．これが Lempert 法です［図8／VTR 8］．上向き，横向き，下向き，反対の横向き，のそれぞれで30秒〜1分程度保持しながら，ゆっくり行ってください．

VTR 8
右外側半規管型良性発作性頭位めまい症に対する
Lempert 法（1分16秒）

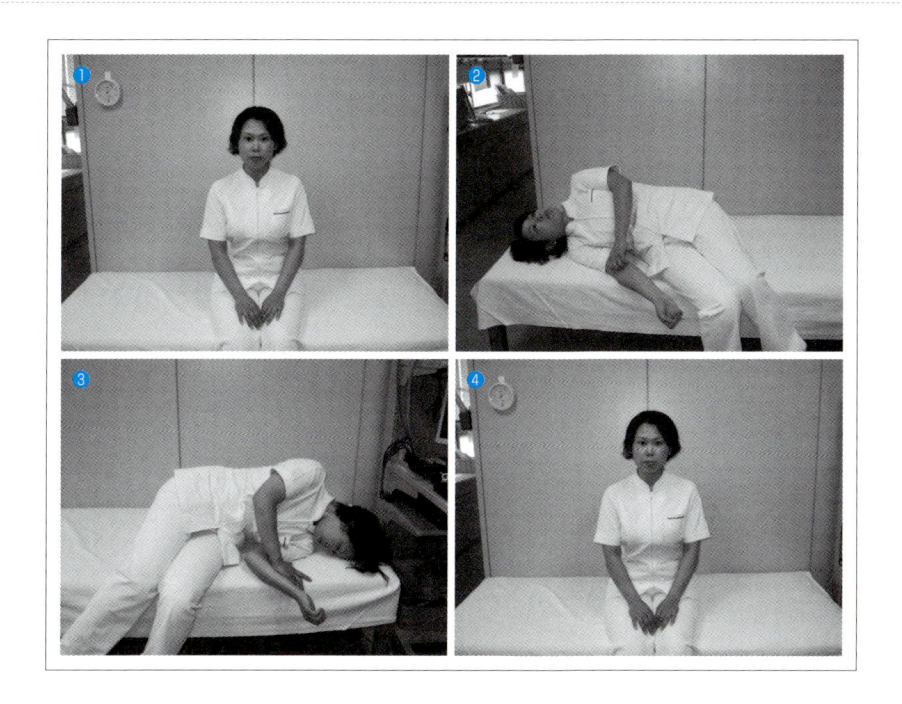

図7 右後半規管型良性発作性頭位めまい症に対するSemont法
　右後半規管型良性発作性頭位めまい症の場合，①ベッド端に腰掛け，②左45°を向いた状態で右側臥位になる（右後頭部がベッドについた状態）．③次いで頭の向きをそのままにして一気に起き上がり，左側臥位になる（左前頭部がベッドについた状態）．④そしてその後，座位に戻ると，耳石を半規管から排出できる．

　外側半規管型の場合には，起き上がらずとも，そのまま健側にゆっくり回転するだけで効果があります．ちょうど串に刺して回転させながら焼く豚の丸焼きのイメージです（Barbecue Roll）．

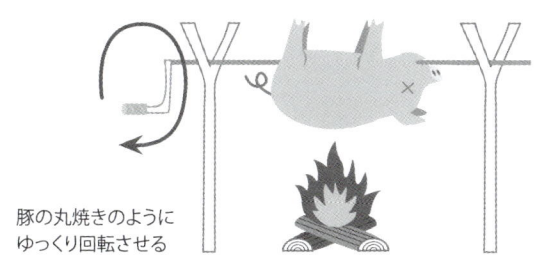

豚の丸焼きのようにゆっくり回転させる

Barbecue Roll

Vannucchi法

　さらに外側半規管型の場合には，健側下頭位を保持するだけでも治ってしまうことがあります．単純すぎてそのままではかっこ悪いので，Vannucchi

法という大層な名前を付ける場合もあります[図9]．もちろん簡単なので，後半規管型のSemont法と同様，自宅で行うことも可能です．ちなみに，外側半規管型で右下頭位と左下頭位を比較した場合，半規管結石症だと眼振が目立つ頭位で下になったほうが患側でした．したがって，眼振が弱い，つまり「楽な姿勢」が健側下頭位となるので，楽な姿勢のまま寝ていればVannucchi法で自然と改善してしまいます．反対にクプラ結石症だと，眼振が強く出る頭位で上になったほうが患側なので，眼振が弱い「楽な姿勢」，すなわち患側下頭位で寝ていたのではいつまでたっても改善しません．

◎ 目がまわる診察室 ◎

研修医：「先生，右下優位の方向交代性下向性眼振を認めました．右外側半規管型良性発作性頭位めまい症だと思いますが，どうしたらいいですか？」

指導医：「点滴でもしながら，左を向かせて寝かせておけ」

研修医：「あれ？ 点滴して様子みるって，僕たちがやったら怒ってたじゃないですか．先生はいつも，良性発作性頭位めまい症は寝かしとくのではなく，耳石を半規管から出す治療をしないといけないって言ってますが，今回は寝かしとくだけでいいんですか？」

指導医：「馬鹿者！ 右外側半規管型良性発作性頭位めまい症に対する左下頭位保持は，Vannucchi法といって，れっきとした耳石置換療法の1つだ．今，他の患者の診察中で手が離せないからVannucchi法にしたんだ．そんなこと言うならお前がLempert法をやっておけ」

研修医：「……先生が来るまで寝かせて…，いやVannucchi法を施行しながら待ってます」

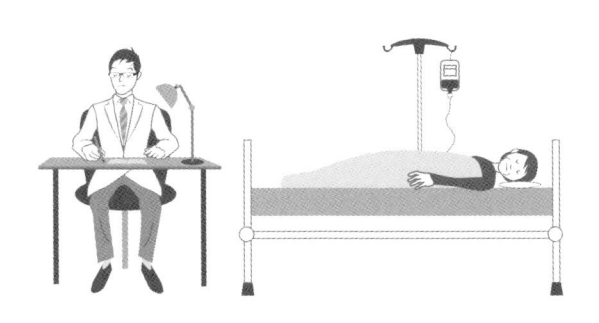

Vannucchi法施行中
（ただ寝かせているわけではありません）

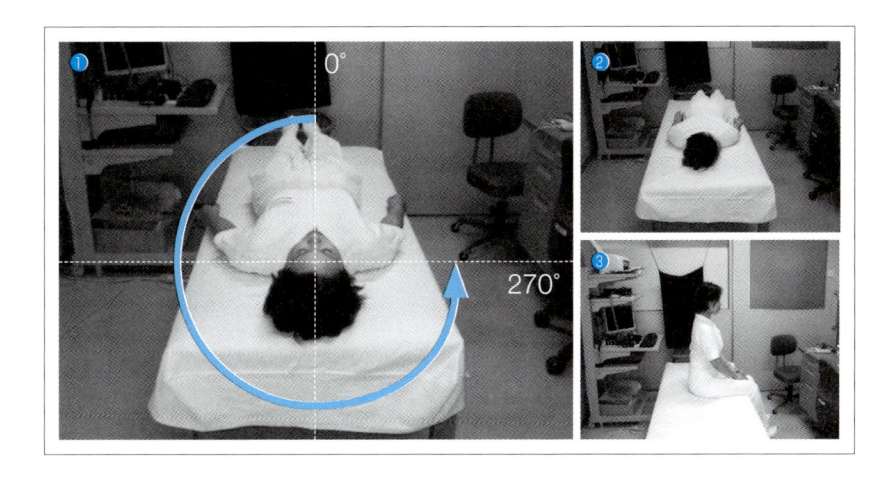

図8 右外側半規管型良性発作性頭位めまい症に対するLempert法
右外側半規管型良性発作性頭位めまい症の場合，①仰臥位から健側に向かって側臥位，腹臥位，反対向きの側臥位，とゆっくり270°回転し，②，③その後座位に戻すと，耳石を半規管から排出できる．

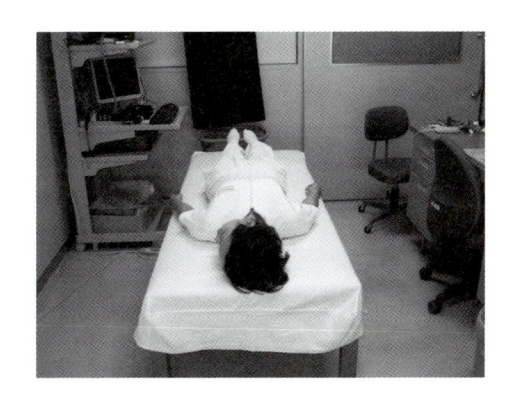

図9 右外側半規管型良性発作性頭位めまい症に対するVannucchi法
右外側半規管型良性発作性頭位めまい症の場合，健側下頭位を保持するだけでも耳石を排出できる．

Brandt-Daroff法

　Epley法やLempert法を施行しても改善しなかったり，どの半規管に耳石が入ったのか今ひとつよくわからない場合には，「頭を振ることで耳石を動かし，半規管から出してしまおう」という，**Brandt-Daroff法**もあります［図10／VTR 9］．特異性は低いけれど，万能薬のようにどのタイプにも使えるので，覚えておいて損はありません．まずベッドの端に腰掛け，頭を左右どちらかに45°捻り，反対側に横になります．このときには倒れた側の後頭部がベッ

VTR 9
良性発作性頭位めまい症に対するBrandt-Daroff法
（40秒）

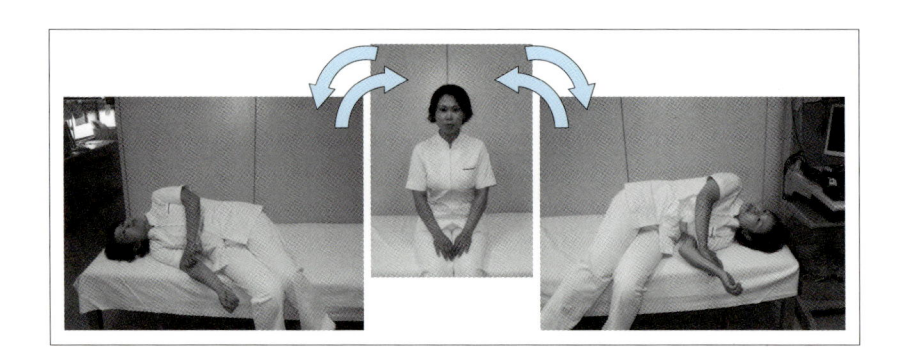

図10 良性発作性頭位めまい症に対する Brandt-Daroff 法

非特異的な「耳石拡散法」なので，原因となった半規管が同定できなくても施行可能である．まずベッドの端に腰掛け，頭を左右どちらかに45°捻り，反対側に横になる（倒れた側の後頭部がベッドについた状態）．次に起き上がり，逆向きに頭をひねりながら反対側に横になる（同様に倒れた側の後頭部がベッドについた状態）．それぞれの体位を30秒〜1分程度，またはめまいが止まるまで保持しながら繰り返す．

ドについています．その後起き上がり，今度はさきほどと逆に頭をひねりながら反対側に横になります．これを繰り返すだけです．それぞれの体位を30秒〜1分程度，またはめまいが止まるまで保持しながら行います．

頭を振ることにより，耳石が拡散してなんとなく半規管から出ていくのを待つ方法なので，特定の半規管に沿って耳石を動かす Epley 法や Lempert 法のように，一度で治ったりはしません．何度も繰り返す必要があります．ただし，症状が軽い良性発作性頭位めまい症なら，この Brandt-Daroff 法を自宅で繰り返すことにより，自分で治してしまうことも可能です．

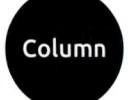

Column　理学療法に付いている人の名前

後半規管型に対する Epley 法は有名ですが，その他にも Lempert 法や Semont 法，Vannucchi 法，Brandt-Daroff 法など，良性発作性頭位めまい症の理学療法には，人の名前の付いたものがたくさんあります．本邦ではどれも同じように扱われていますが，国際的にはこうした耳石置換療法の先駆けである Epley 法のみ，特別に扱われ，その他の方法については，わざわざ人の名前を付けて呼んだりしないことも多いようです．やはり，「最初に気づいた人が一番偉い」ということでしょう．

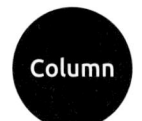

Column 耳石置換後の浮遊感

　Epley法やLempert法がうまくいくと，さっきまで特定の頭位でバンバン出ていた眼振が，ピタッとなくなります．しかし，眼振がなくなっても，しばらくの間，なんとなく浮遊感があって本調子でない状態が続く人がときどきいます．この状態は，耳石置換後の浮遊感と呼ばれており，耳石器そのものの異常が原因ではないかと考えられています．基本的には，良性発作性頭位めまい症は，半規管の中に迷入した耳石のかけらが悪さをしているのですが，もともと耳石があった耳石器側にも，問題がなきにしもあらず，といったところなのでしょう．「耳石器に異常が生じたので耳石が剥がれ，半規管に迷入した」とか，「片方のみの耳石器（卵形嚢）から耳石がいくつか剥がれたので，左右の耳石の数が合わなくなってバランスが悪くなった」とか，はたまた「剥がれかかった耳石や半規管から出てきた耳石が耳石器周囲に引っかかっている」とか，まあ耳石器側にもいろいろ不具合があるのかもしれません．理屈はどうであれ，理学療法で眼振が消失すれば，耳石置換後の浮遊感は1〜2週間程度で自然と改善してしまうことが多いので，それほど気にしなくてもいいと思います．

Column 良性発作性頭位めまい症に対する薬物療法

　良性発作性頭位めまい症は，耳石が剥がれ落ちて半規管に迷入してしまうことが原因なので，迷入耳石を溶かす薬がない以上，薬物療法には意味がありません．ただし実際には，難治性の良性発作性頭位めまい症に対して，対症的に抗ヒスタミン薬や制吐薬，抗不安薬を用いたりすることはあります．また，巷では，ベタヒスチンメシル酸塩（メリスロン®）やアデノシン三リン酸二ナトリウム水和物（アデホスコーワ顆粒®），ジフェニドール塩酸塩（セファドール®）といった，内耳血流改善薬が投与される場合もあります．一説によると，内耳血流改善薬により血の巡りがよくなると，内耳の健康状態が改善し，ひいては耳石の健康状態もよくなるので，ちょっとやそっとでは剥がれ落ちなくなるとかならないとか……．

症例 右後半規管型良性発作性頭位めまい症

　80歳女性．転倒による大腿骨頸部骨折で整形外科に入院し，人工骨頭置換術を受けた．術後の経過は順調だったが，退院前から起床時や就寝時に激しいめまいが生じることに気づいた．ベッドで寝返りをしてもめまいがするし，うがいをしようとして上を向いてもめまいがする．ただし，しばらくじっとしているとめまいは治まる．

　当科に相談されたので，診察室でFrenzel眼鏡を用いて頭位眼振検査や頭位変換眼振検査を行ったところ，座位から右を下にした懸垂頭位で右向きの回旋性眼振が誘発され，座位に戻すと今度は左向きの回旋性眼振が誘発された．Epley法を施行したところ，直後から頭位変換による眼振は消失し，その後起床時や就寝時のめまいも生じなくなった［図11］．

　良性発作性頭位めまい症は，骨粗鬆症（炭酸カルシウムの耳石が脆くなる）や同一体位保持（剝がれた耳石が1か所に溜まると半規管に迷入しやすくなる），頭部外傷（耳石が一度にたくさん剝がれてしまう）などが引き金になります．一方，大腿骨頸部骨折は，骨粗鬆症と転倒（外傷）により発症し，しかも手術までの牽引期間は臥位でのベッド上安静を強いられます．よって，大腿骨頸部骨折患者は，良性発作性頭位めまい症の危険因子の塊みたいなものです．これでは良性発作性頭位めまい症にならないほうが不思議なくらい!?

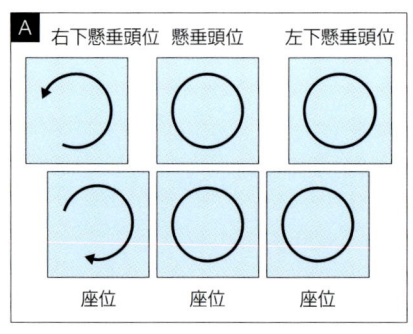

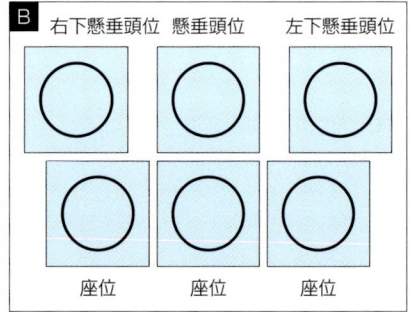

図11　症例（右後半規管型良性発作性頭位めまい症）の眼振所見
　右下懸垂頭位にすると，眼球の上極が患者の右耳へ向かう方向の回旋性眼振が出現し，座位に戻すと，今度は反対向きの回旋性眼振が出現した（A）．Epley法施行直後から，右下懸垂頭位での回旋性眼振は出現しなくなった（B）．

2.3 前庭神経炎

　前庭神経炎は，どちらか片方の前庭神経が急速に障害される疾患で，蝸牛症状を伴わない末梢性めまいをきたします．原因としてウイルス感染や神経の血流障害などが推測されていますが，正確な機序はわかっていません．急性発症することが多いので，脳血管障害と間違われて，搬送されることもあります．めまい全体の数％にすぎない，という報告もありますが，きちんと診断されていない例も多く，実際にはもっと多いと考えられています．

　通常発症から2〜3日は，日常生活に支障をきたすほどの強いめまいがあり，嘔吐することもありますが，たいていの患者は立位をとることや歩行をすることはどうにか可能で，自力でトイレくらいは行けます．そして，何もしなくても症状は徐々に改善し，2週間もたてばめまいはほとんど感じなくなってしまいます．発症の1〜2週間前に先行感染（風邪）を経験している場合があります．

　Frenzel眼鏡で観察すると，頭位によらない方向固定性水平性眼振がみられます．よく見ると回旋成分も混ざっていますが，水平成分に注目して，右下にしても左下にしても眼振の方向が変わらないことが確認できれば，おおむね診断はついてしまいます．患側は眼振の向きと反対側です［図12A, VTR 10］．実は診断基準では，聴力低下がないことと，他の神経症状がないことに加え，温度眼振検査（カロリックテスト）で患側刺激の反応が高度に低下または消失していることまで確認しないといけないことになっています．しかし，そもそも前庭神経炎の急性期はバンバン自発眼振が出ているので，現実的にはとても温度眼振検査の判定ができるような状態ではありません．実際，私たちも，病歴と蝸牛症状やその他の神経症状がないこと，および方向固定性水平性眼振から，とりあえず診断してしまい，臨床研究などでどうしてもデータが必要な場合のみ，温度眼振検査で確認しています．ちなみに，その確定診断のための温度眼振検査も，少し時間をおいて自発眼振が治まってきたころに行っています．

▶ カロリックテスト
外耳道に冷水や温水を注入すると眼振が誘発される．この眼振を観察することで，左右別々に末梢前庭機能が評価できる．

VTR 10
右前庭神経炎の眼振（29秒）

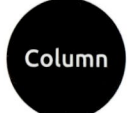

> **Column** 前庭神経炎の頭位による眼振の変化

　有名な教科書に，前庭神経炎の患者は健側下頭位で眼振がいくらか改善するので，健側を下にして寝ていることが多い，と書いてあります[2]．ところが，私たちが前庭神経炎患者の眼振の頭位による変化を調べてみたところ，健側下頭位では逆に悪化する人の割合が高いという結果になりました[図12B][3]．少々ややこしくなりますが，頭位による眼振の変化には，前庭神経の中の卵形嚢由来の神経線維がカギを握っています．半規管由来の神経線維が障害された前庭神経炎のときに，この神経線維が保たれていれば，教科書どおりとなりますが，一緒に障害されていれば，私たちの結果の説明がつきます[図12C, D, E][3]．前庭神経炎，と一言で言ってしまっても，実際にはそのなかにさまざまな病態が含まれている可能性があります．市中病院で私たちが経験する前庭神経炎は，比較的広汎に神経が障害されている例が多いのでしょう．ちなみに前庭神経炎では，上枝と下枝に分かれている前庭神経の分枝のうち，上枝のほうが選択的に障害される割合が高いことが，最近わかってきました．上枝には，外側半規管，前半規管からの神経線維とともに，ちゃんと卵形嚢からの神経線維も通っています．

前庭神経炎の治療

　診断がつけば，次に治療です．とはいっても前庭神経炎は，良性発作性頭位めまい症のようにその場で治療が完結したりはしません．基本的には放っておいても1～2週間で治ってしまいますが，急性期のめまいや吐き気を放っておくと，つらさのあまり食事もとれなくなってしまうので，最初だけ，抗ヒスタミン薬や制吐薬，抗不安薬などを投与します．ただし，こうした対症療法はなるべく短期間で終了し，その後は積極的に歩行練習や体操などを行い，中枢代償の促進を図ります．安静維持や長期間の薬物療法は，中枢代償の妨げとなるため，かえって症状を長引かせてしまうこともあります．前庭動眼反射を利用した各種の前庭リハビリテーションを積極的に行っている施設もありますが，通常の前庭神経炎であれば，ほとんどの場合特別なリハビリテーションをしなくても，普通の生活動作だけで改善していきます．

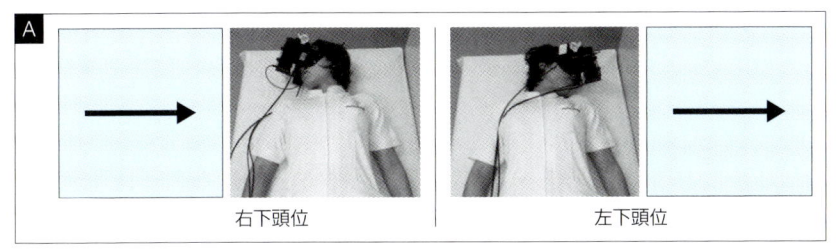

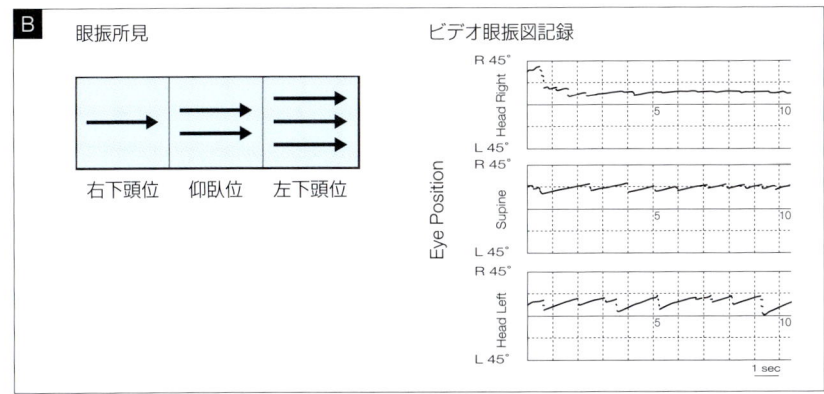

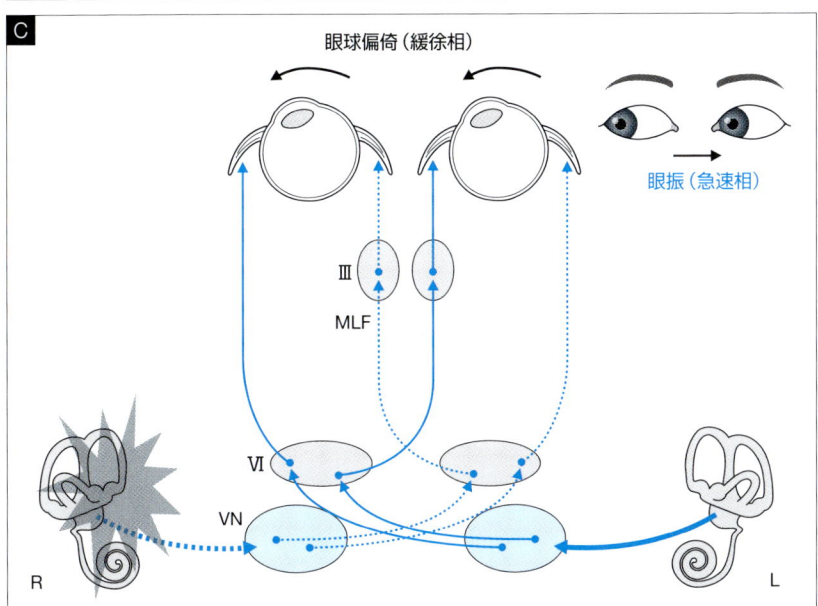

図12 前庭神経炎

A：前庭神経炎を始めとする急性末梢前庭障害では，頭位によらない方向固定性水平性眼振（水平回旋混合性眼振）が特徴である．眼振の向きは健側方向となるので，図は右の前庭神経炎を示している．

B：右前庭神経炎の61歳男性の眼振所見と実際のビデオ眼振図記録．右下頭位と左下頭位で方向が変わらない左向き方向固定性水平性眼振を認める．なお，前庭神経炎の場合には，この図のように健側下頭位で眼振がより目立つことが多いが，逆の場合もある（→060頁，Column「前庭神経炎の頭位による眼振の変化」を参照）．

C：前庭神経核への入出力経路から説明した眼振の出現機序．前庭神経の障害により前庭神経核への入力が低下すると，対側の外転神経核への入力が低下し，結果として眼球は患側に偏倚してしまう．このため健側向き眼振が生じることになる．

（次頁へつづく）

図12 前庭神経炎（つづき）

D：頭部の回旋に対し，眼球がその場に残る方向で動く前庭動眼反射は，人形の目反射としてよく知られているが，回転加速度に対する反射なので正確には半規管系前庭動眼反射である（上段）．一方，頭部の水平方向の動きに対しても，眼球はその場に残ろうとする．同じ前庭動眼反射でも，直性加速度に対する反応は耳石器系前庭動眼反射である（下段左）．水平方向の加速度は主として卵形囊の耳石（分水嶺より外側が優位）が感知しており，一側が障害されると障害側へ向かう加速度に対する反射性眼球運動が減弱することが知られている．頭部を横にして水平方向の加速度を重力に置き換えると，眼球が地面方向に動く反射が生じることになる（下段右）．そしてこの反射には，上になった側の卵形囊の外側の有毛細胞が一番重要な働きをしている．

E：前庭神経炎の際の耳石器系前庭動眼反射を考えてみる．もし，耳石器系前庭動眼反射が保たれたとすると，眼球は耳石器系前庭動眼反射により右下でも左下でも地面方向へ引っ張られることになり，もともとの健側向き眼振と合わさると，障害側が下になった際の上向性（向天性）眼振が目立つようになる（①）．ところが，耳石器系前庭動眼反射も一緒に障害されたと考えると，障害側が上になったときの地面方向への耳石器系前庭動眼反射が最も障害されるので，相対的に眼球は天井方向へ引っ張られ，もともとの健側向き眼振と合わさって，下向性（向地性）眼振が増強することが理解できる（②）．

MLF = medial longitudinal fasciculus：内側縦束，VN = vestibular nucleus；前庭神経核，Ⅲ = 動眼神経核，Ⅵ = 外転神経核

Point　前庭神経炎を代表とする急性末梢前庭障害に対する薬物療法

①1号液（ソリタT1号®）200 mL＋ヒドロキシジン塩酸塩（アタラックスP®注）（25 mg）1Aを点滴静注

②吐気が強い場合には，①に塩酸メトクロプラミド（プリンペラン®注）（10 mg）1Aを混合

③抗ヒスタミン薬が使えない場合には，ジアゼパム（セルシン®注）（10 mg）1Aを筋注

④頓服でジフェンヒドラミンサリチル酸塩（トラベルミン®錠）1錠＋プロメタジン塩酸塩（ピレチア®錠）（25 mg）1錠＋ドンペリドン（ナウゼリン®錠）（10 mg）1錠

⑤急性期のみ，ジフェンヒドラミンサリチル酸塩（トラベルミン®錠）3錠分3（長くても2週間以内）

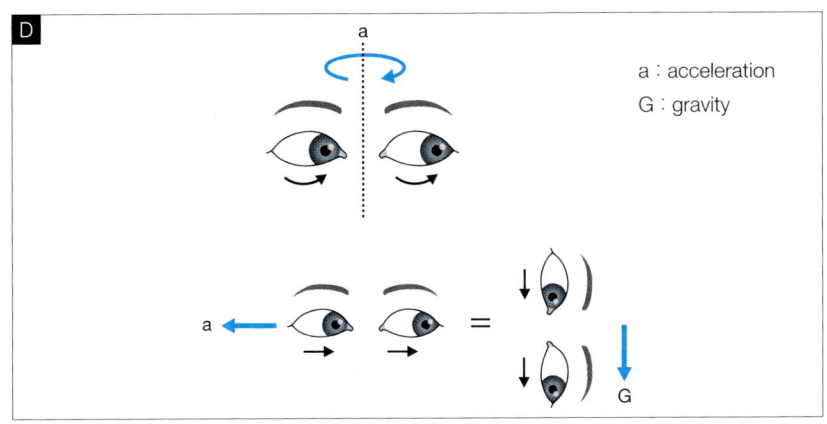

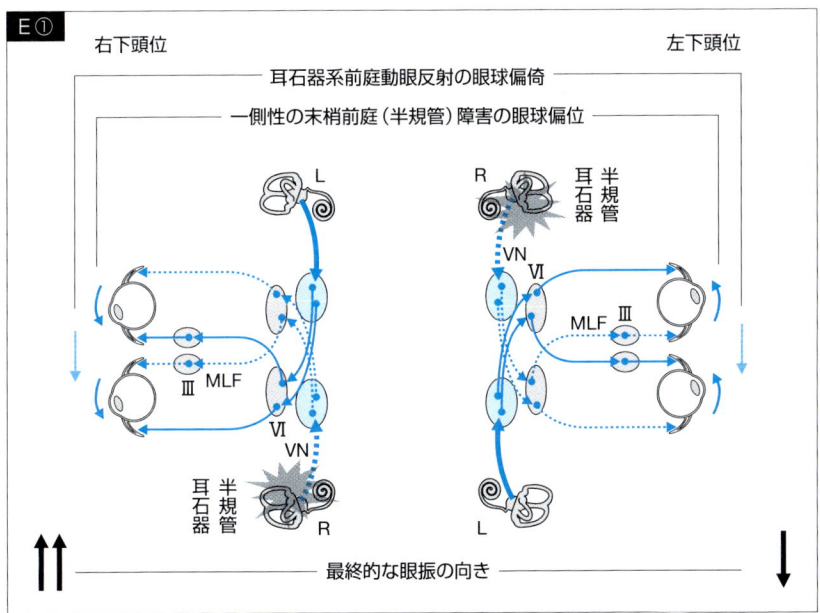

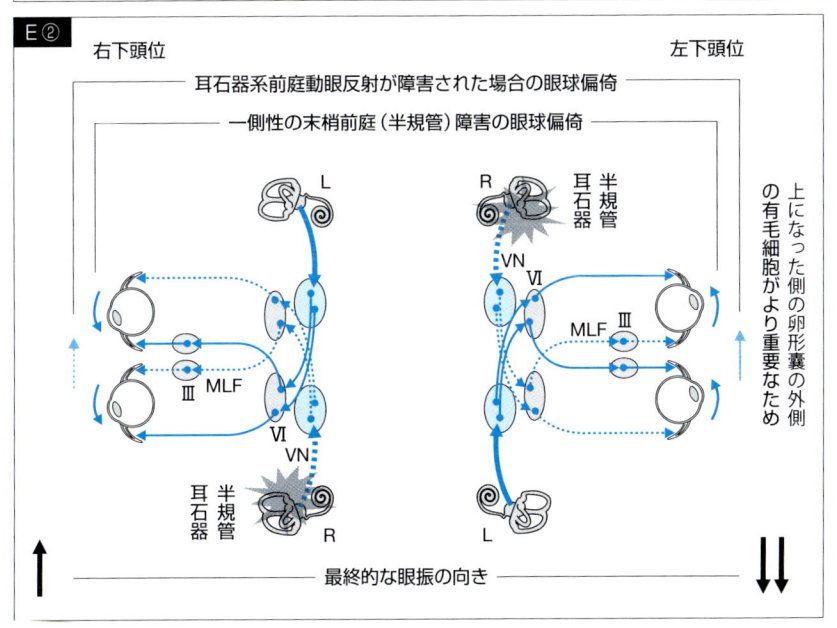

D

a : acceleration
G : gravity

E①

右下頭位 / 左下頭位

耳石器系前庭動眼反射の眼球偏倚
一側性の末梢前庭（半規管）障害の眼球偏倚

半規管 / 耳石器

最終的な眼振の向き

E②

右下頭位 / 左下頭位

耳石器系前庭動眼反射が障害された場合の眼球偏倚
一側性の末梢前庭（半規管）障害の眼球偏倚

半規管 / 耳石器

上になった側の卵形嚢の外側の有毛細胞がより重要なため

最終的な眼振の向き

症例 左前庭神経炎

　62歳女性．本日朝，いつもどおり自転車で職場に向かったところ，途中で急にめまいが始まり，公園のトイレで嘔吐した．しばらくその場でじっとして，めまいが治まるのを待ってみたが，周りの景色が回るようなめまいはまったく改善せず，動くたびに嘔吐してしまう状態が続いた．職場にはとても行けないので，そのまま近くの開業医を受診し，脳卒中を疑われて当科に紹介された．なお，開業医では右方視時の眼振を指摘されている．診察してみると，顔面麻痺や構音障害などのめまい以外の神経症候はなく，耳鳴りや聴力低下も認めなかった．また，ゆっくりなら自力で歩行することが可能であった．Frenzel眼鏡を装着したところ，激しい右向き方向固定性水平性眼振がみられた［図13］．詳しく聞きなおすと，どうやら2週間前に風邪をひいていたらしい．急性期の対症療法のみで，めまいは2週間後には消失した．

　前庭神経炎は，本例のように急に発症することも多いので，脳卒中と間違えられることがあります．また，一般に眼振には，急速相の方向を注視した際に最も強く出現する性質があります（Alexander's law）［図14］．このため，通常だとFrenzel眼鏡を装着しないと目立たない眼振が，急速相の方向を注視させたときには増強して，Frenzel眼鏡を装着しなくてもわかるほどになります．したがって本例のように，Frenzel眼鏡を使っていない前医で，側方視時（正確には眼振の急速相の方向を注視させたとき）の眼振のみが気づかれていることがよくあります（経験上，本来の方向固定性水平性眼振ではなく，右または左注視方向性眼振と記載されていることが多いので，注意が必要です）．通常前庭神経炎は，2週間ぐらいで自覚症状が改善しますが，この比較的速やかな改善は，中枢の代償機転によるものです．末梢前庭機能の低下自体はずっと後まで残りますので，暗いところで動いたり，急に振り向いたりしたときの一瞬のふらつき感は，2週間以上たってもときどき感じることがあります．

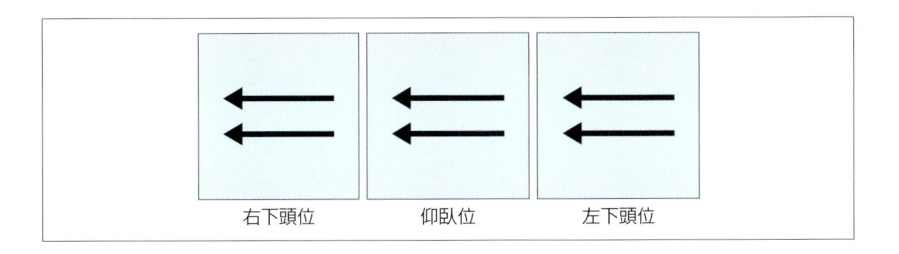

図 13　症例（左前庭神経炎）の眼振所見
　Frenzel眼鏡を装着すると，頭位によらない右向き方向固定性水平性眼振がみられた．

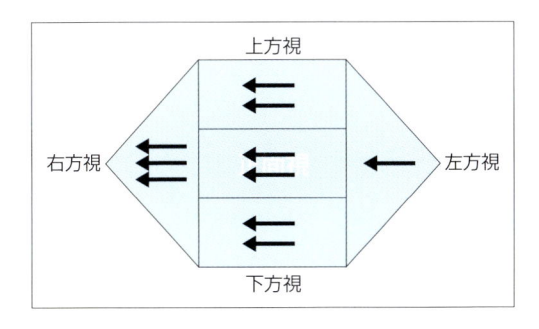

図 14　Alexander's law
　一般に眼振には，急速相の方向を見たときに最も増強するという性質がある．本例の場合は左前庭神経炎による右向き眼振であるため，右方注視時に眼振が最も増強している．急速相の方向（本例の場合は右方）を注視して増強した眼振は，Frenzel眼鏡を装着しなくても確認できることが多い．

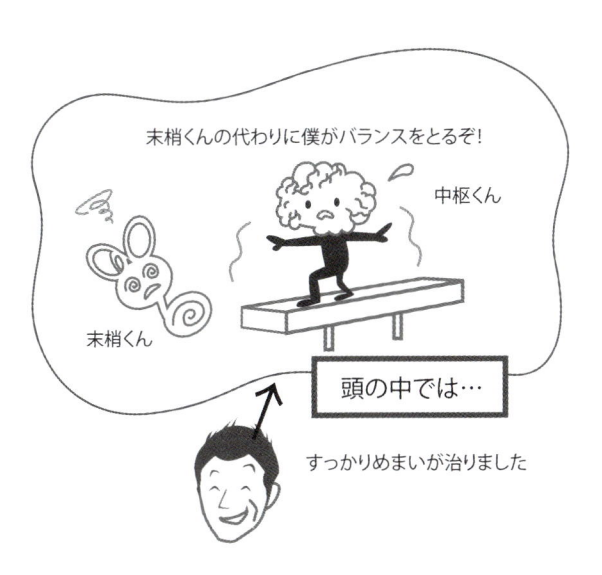

2.4 メニエール病,突発性難聴

メニエール病

　メニエール病は蝸牛症状を伴うめまいを反復する疾患です．ちなみに蝸牛症状というのは，難聴（メニエール病だと低音域の障害が多い）や耳鳴り，耳閉感のことです．名前はとてつもなく有名ですが，実際の頻度はめまい全体の数％に過ぎません．女性に多く，発症は30〜40歳代にピークがあります．病態は内リンパ水腫による前庭と蝸牛の障害ですが，なぜ急に内リンパ水腫が生じてしまうのかは，さっぱりわかっていません．何かしらの原因（循環障害，感染，自己免疫など？）でもともと内リンパの流れがよくなかった人に，肉体的ストレス（過労や睡眠不足など）や精神的ストレスが加わると，抗利尿ホルモン（バソプレッシン）などを介して内リンパ水腫が誘導されてしまうのでは，というような可能性が論じられています．言うなれば，一種のストレス病とみることも可能で，実際，メニエール病患者は几帳面で神経質な性格が多いことも知られています．一側の急性末梢前庭障害なので，方向固定性水平性眼振（正確には水平回旋混合性眼振ですが，ほぼ水平性眼振と言ってしまってかまいません）がみられますが，メニエール病の場合，最初は普通の前庭障害と異なり，患側向きの水平性眼振が出現します．でも，患側向き眼振は最初だけで，その後方向が変わって本来の向き，つまり健側向きの水平性眼振になります．最初の患側向き眼振は，ドッと生じた内リンパ水腫が前庭をグイグイ圧迫刺激している結果で（刺激性眼振），その後出現する健側向き眼振は，最終的に前庭機能が低下した状態を反映している（麻痺性眼振）と考えると理解しやすいと思います［VTR 11］.

VTR 11
右メニエール病の眼振
（12秒）

メニエール病の治療

　メニエール病の場合，聴力のモニターが不可欠であり，最終的には外科的治

療や特殊な理学療法(中耳加圧法など)が必要になる場合もあります．したがって，メニエール病の可能性が高ければ，後は耳鼻科の先生にお任せしたほうが無難です．ただし，そうはいっても，発作の急性期に救急外来に搬送されてくる患者もいるでしょうし，耳鼻科にはどうしても通いたくない，という変わった患者もいるかもしれませんので，念のため治療にも触れておきます．

メニエール病の場合，いったん発作が生じると，もうあまりできることがありません．対症療法として，前庭神経炎と同様の急性期薬物療法を行い，同時に少しでも内リンパ水腫を軽減する目的で，高張グリセロール(グリセオール®)を点滴することもあります．内リンパ水腫軽減目的の浸透圧利尿薬のイソソルビド(イソバイド®)は，発作が寛解した後も用います．

発作を予防するには，何はともあれストレス除去が一番です．睡眠不足や過労を避け，飲酒喫煙を禁じ，塩分を控え，水分を十分とり，適度な有酸素運動を行う，といった生活指導を行いながら，アデノシン三リン酸二ナトリウム水和物(アデホスコーワ®顆粒)を投与します．

Column　メニエール病と水分

メニエール病は内リンパの水腫，つまりむくみが原因なので，水分を制限したり利尿薬を用いたりして，むくみをとる治療をします．でもその一方で，ストレスで上昇した抗利尿ホルモンが内リンパ水腫を誘導するので，単純に普段から水分を余計にとることで，抗利尿ホルモンを出にくくしようという治療(予防)も，注目されています．理屈を考えると両方とも正しいように思えますが，実際には，患者に水を飲ませたほうがいいのか，飲ませないほうがいいのか，わからなくなります．病態に水代謝が関係していることは間違いなさそうなので，水分の出し入れは，どちらであっても多少は影響を及ぼす，ということでしょうか？　ひょっ

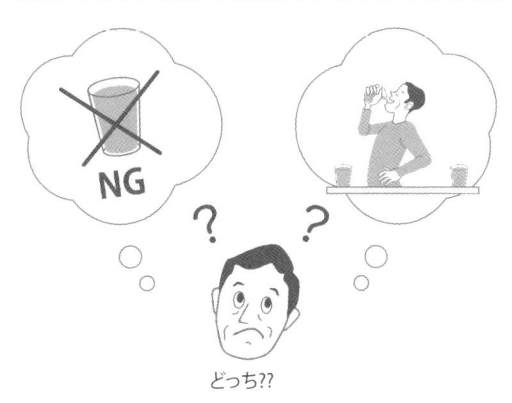

とすると,「これで治る」という安心感（ストレス軽減）も一役買っているのかもしれません. まさに, 信じる者は救われる？

> **Point** 非耳鼻科医からみたメニエール病の印象
>
> ①思ったより若い人の病気（働き盛りの年代に生じる）
> ②名前は有名だが, それほど多くはない
> ③ほぼストレス病と言ってしまってよい

突発性難聴

　突発性難聴は, 突然耳が聞こえなくなる疾患で, 3〜5割ぐらいはめまいも伴います. 聴力低下がメインなので, もちろん耳鼻科の領域です. 原因として循環障害やウイルス感染などが指摘されていますが, 正確な病態は不明です. めまいを伴った場合, メニエール病の初発と区別がつきませんが, メニエール病と違って何度も繰り返したりはしません. 眼振はもちろん急性末梢前庭障害のタイプ, すなわち健側向き方向固定性水平性眼振です. めまいを伴う突発性難聴では, 前庭神経炎と同様のめまいに対する対症療法を行いますが, 通常は急性期にステロイドの投与も行います.

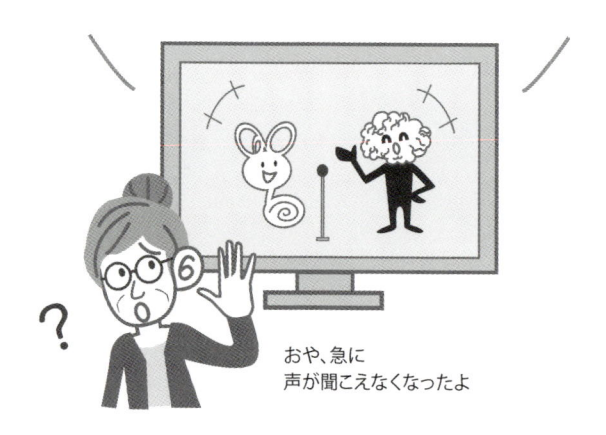

おや、急に声が聞こえなくなったよ

2.5 その他の急性末梢前庭障害

末梢性めまいに伴う眼振

　一側の末梢前庭障害によるめまいは，前庭神経炎やメニエール病，突発性難聴などを含め，基本的には**方向固定性水平性眼振**を伴います．正確には，**水平成分の目立つ健側向き方向固定性水平回旋混合性眼振**です．これをそのまま覚えてしまってもよいのですが，念のため理由も説明しておきます．

　前庭には三半規管があります．それぞれの半規管が刺激されたときの眼球の動きには決まりがあり，**その半規管が存在する平面に垂直な軸を中心とした回転運動になることになっています**［図15］．1つの半規管のみにより症状が出る良性発作性頭位めまい症では，眼球の動き，すなわち眼振は，その半規管固有の動き方になります［図16］．良性発作性頭位めまい症以外の末梢前庭障害では，内耳

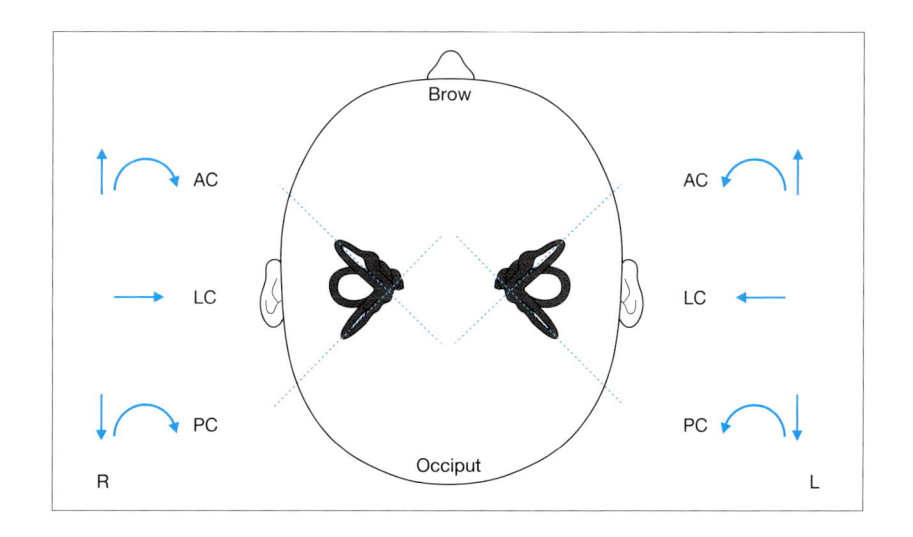

図15　それぞれの半規管が刺激されたときの眼球の動きのシェーマ
　頭部と半規管のシェーマは軸位で，矢印は患者を真正面から観察した際の検者から見た眼球の動きを示す．AC＝前半規管，LC＝外側半規管，PC＝後半規管．

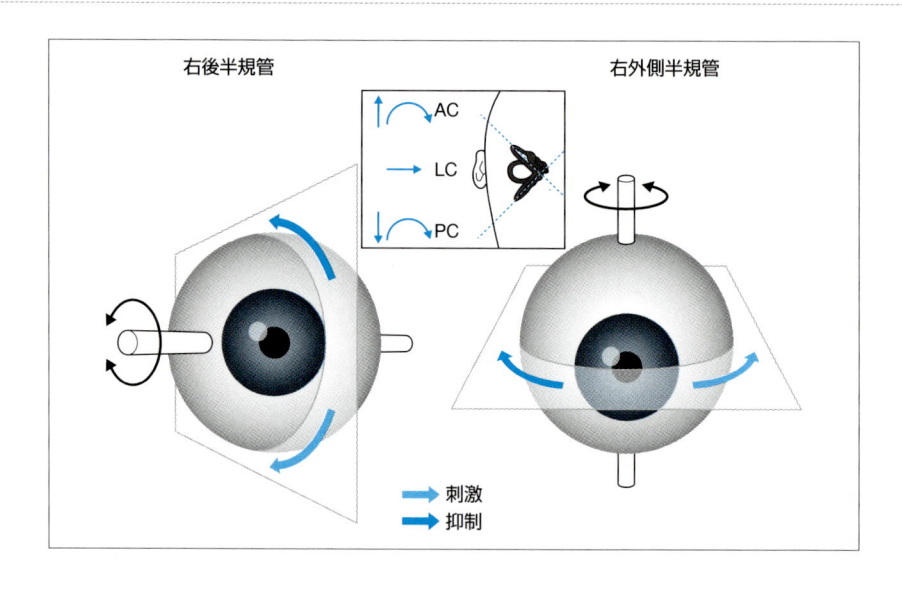

図16 良性発作性頭位めまい症の眼球の動きのシェーマ

　良性発作性頭位めまい症は，迷入耳石によるクプラの異常な変位が原因なので，伴う眼振は原因となった半規管由来の眼球運動，すなわち，その半規管が存在する平面に垂直な軸を中心とした回転運動となる．後半規管が存在する平面に垂直な軸は，眼球を矢状面に対し，外側45°前方から内側45°後方へ貫く軸であるため，後半規管由来の眼振は垂直回旋混合性となる．また，外側半規管が存在する平面に垂直な軸は眼球を上下鉛直方向に貫く軸であるため，外側半規管由来の眼振は水平性となる．なお，頭部と半規管のシェーマは軸位で，眼球運動は眼球を正面から見た方向で示した．AC＝前半規管，LC＝外側半規管，PC＝後半規管．

や前庭神経全体が障害されるため，それぞれの半規管固有の眼球の動きが全部合わさった形で現れます．前半規管，外側半規管，後半規管のそれぞれが障害された眼球の動きを全部合わせると，外側半規管による水平方向の動きに，前半規管と後半規管による回旋成分が加わった，水平回旋混合性眼振になることが理解できると思います［図17］．ちなみに，垂直方向のベクトルは相殺されます．

　前庭神経炎やメニエール病以外の理由で末梢前庭が障害された場合でも，眼振が出現する仕組みはまったく同じです．したがって内耳の外傷や腫瘍，感染などによる急性末梢前庭障害でも，前庭神経炎同様に健側向き方向固定性水平性眼振を伴うことになるのです［図18］．内耳の障害では，くっついて存在している聴覚受容器（蝸牛）も同時に障害されることが多いため，聴力低下の存在も内耳障害，すなわち末梢性めまいを疑わせる所見になります．

　そんなわけなので，前庭神経炎やメニエール病，突発性難聴を理解していれば，その他の原因による末梢前庭障害も，理解できると思います．ただし，末梢前庭障害だとわかっても，そこから先の確定診断がつかないようなら，耳鼻科の先生にお任せしましょう．

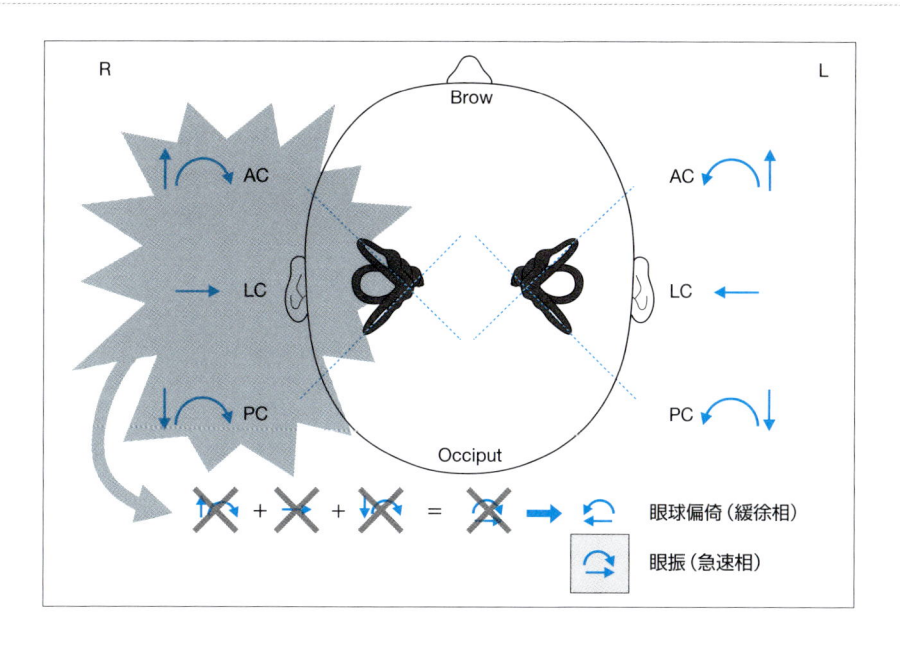

図17 内耳全体の障害や重症の前庭神経炎でみられる水平回旋混合性眼振のシェーマ

それぞれの半規管からの入力の障害をすべて加算すると，眼球は回旋しながら患側へ偏倚する．したがって健側向きの水平回旋混合性眼振が生じることになる．なお，この図でも頭部と半規管のシェーマは軸位で，矢印は患者を真正面から観察した際の検者から見た眼球の動きを示す．

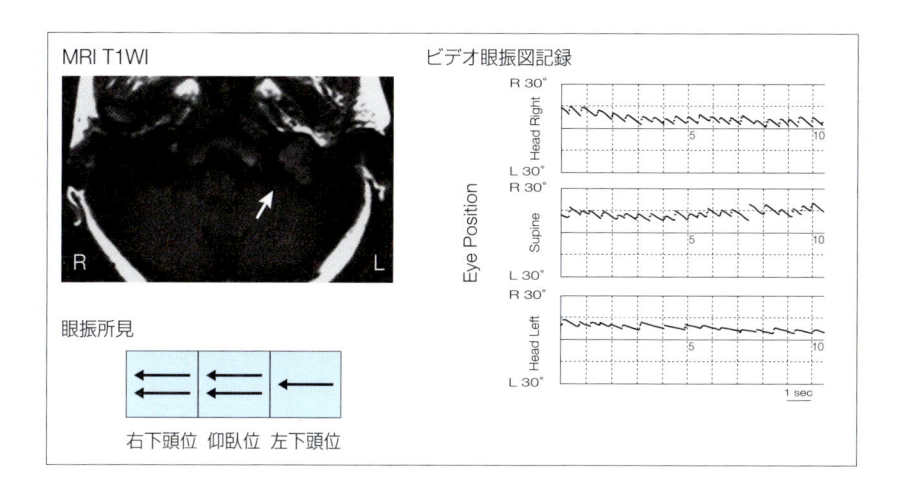

図18 グロムス腫瘍による末梢前庭障害

左錐体骨のグロムス腫瘍（白矢印）の43歳女性のビデオ眼振図記録．左前庭神経炎と類似した，右向き方向固定性水平性眼振がみられる．

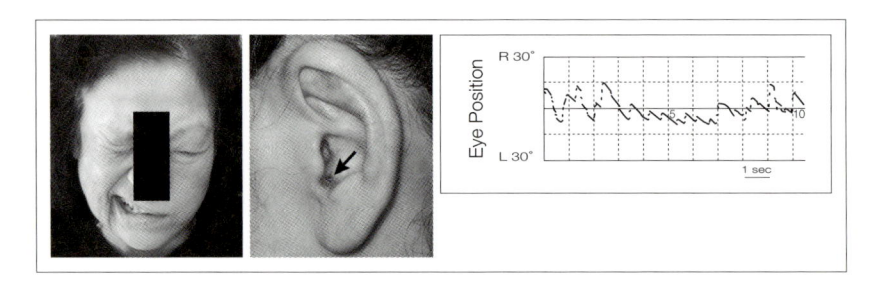

図19　ハント症候群による末梢前庭障害
　ハント症候群の61歳女性．左側の難聴と末梢性の顔面麻痺があり(左)，外耳道に痂皮化した水疱を認めた(中)．ビデオ眼振図記録では，左末梢前庭障害を反映した右向き方向固定性水平性眼振が確認できる(右)．

ハント症候群

▶帯状疱疹ウイルス
varicella zoster virus；VZV

　帯状疱疹ウイルス(VZV)の感染による末梢性の顔面神経麻痺で，多くの場合，外耳道周囲に帯状疱疹(痛みを伴う水疱)が出現します．VZVは周辺の神経にも広がるため，難聴(聴神経障害)やめまい(前庭神経障害)も伴います[図19]．顔面の麻痺があるので，めまいで来院した場合，後述する前下小脳動脈領域の脳梗塞(中枢性めまい，→078頁)かと思ってしまいますが，耳周囲の帯状疱疹(痛みを伴う水疱)の存在，および患側の手や足の小脳性運動失調を認めず，立ったり歩いたりすることも十分可能なことから，鑑別は可能です．

中耳炎によるめまい

　中耳炎や中耳真珠腫などの中耳炎症性疾患は，ひどくなれば内耳に障害が及びます．内耳に障害が及べば，感音性難聴とともにめまいをきたします．基本的には末梢前庭障害のめまい，すなわち，健側向き方向固定性水平性眼振ですが，炎症の急性期に刺激性眼振(中耳炎：通常とは反対の患側向き眼振)が出たり，瘻孔症状(真珠腫：外耳道に圧をかけるとめまいが生じる／陽圧と陰圧で眼振の向きが逆)がみられたりして，眼振のみに注目するとややこしいこともあります．でも，耳は聞こえないし耳だれ(耳漏)も出ているので，たいていの場合，耳鼻科に直行です．

2.6 中枢性めまい

　さて，いよいよ中枢性めまいです．中枢性めまいには，急性発症する脳血管障害のめまいもあれば，週や月の単位で悪化する脳腫瘍のめまいもあり，さらには年の単位で少しずつ悪化する変性疾患によるめまいも含まれます．ここではまず，急にめまいがしたときに患者が最も心配する，脳血管障害について解説します．もちろん急性発症のめまいにおける脳血管障害の鑑別は，医療従事者にとっても極めて重要なポイントです．

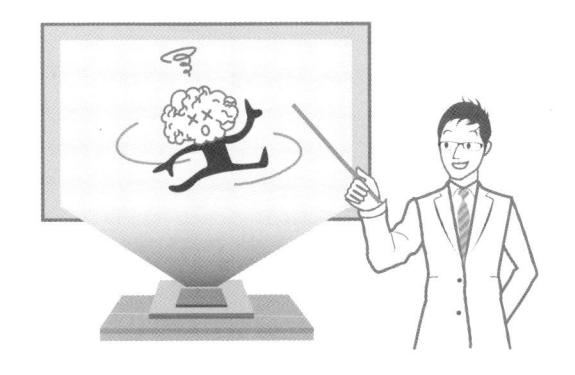

危ないめまいを見分けましょう！

2.7 脳卒中による急性めまい

　急性めまいの原因になる脳血管障害は，まず間違いなく脳幹か小脳に生じています．そして，第1部を読んだ皆さんは，すでにもう，脳幹や小脳が障害されためまい患者を鑑別できるようになっています．おさらいになりますが，脳幹ないし小脳上部の障害によるめまいでは，**めまい以外の神経症候**（眼球運動障害，構音障害，手足や顔面の麻痺や感覚障害，手足の運動失調）が随伴し，小脳下部の障害によるめまいでは，**起立，歩行障害**（体幹失調）が目立つことが，鑑別のポイントでした．このことを知っている皆さんは，めまい診療における最も重要なポイント，すなわち，**脳卒中による中枢性めまいをいち早く鑑別できる**というポイントを，すでにクリアできているのです．そこで第2部では，さらに一歩突っ込んで，脳のどの部位が障害されているかまで，見当がつけられるようになりましょう．

中脳病変

　中脳には，大脳脚を下行する錐体路とともに，動眼神経核と垂直性眼球運動の脳幹中枢があります．錐体路が障害されると片麻痺になります．ただし，錐体路は大脳の運動野から脊髄までずっと続いているので，片麻痺は別に中脳に限った症状ではありません．中脳障害を特徴づける神経症候は，眼球運動障害のほうです．すでに皆さんは，複視の訴えや眼球運動障害の存在から，中枢性めまいという診断は簡単につけられるようになっています．では，眼球運動障害のなかのどんなものが，中脳に病変があることを示唆する所見なのでしょうか？

　中脳障害を示唆する所見の1つは，**垂直性眼球運動障害**です．垂直性眼球運動の脳幹中枢は，視床と中脳の境目あたりを中心に広がっていますので，垂直性の眼球運動障害があれば，「これはたぶん中脳もしくはそのすぐ上あ

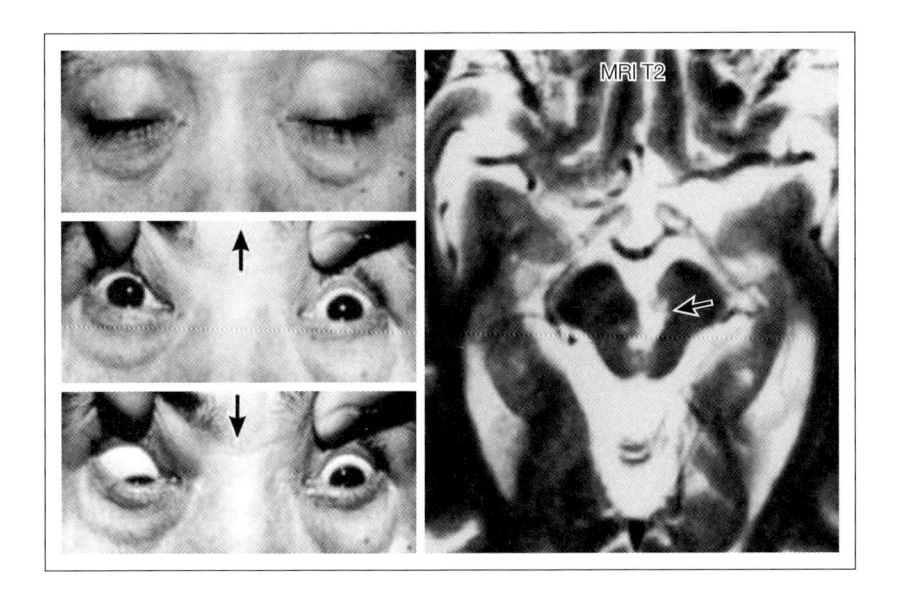

図20 中脳病変による両側眼瞼下垂と垂直性眼球運動障害
　めまいとともに物が見づらくなった57歳男性．診察したところ両側眼瞼下垂，上方注視麻痺，左眼の下転障害を認めた．MRI（T2強調画像）で，中脳に梗塞巣が確認できる．

たりに病変があるんだろう」と，当たりをつけることができます．水頭症や脳腫瘍などで上のほうから中脳が圧迫されても，垂直性眼球運動障害（特に上方注視麻痺）はしばしば出現します．左右差のある中脳病変の場合には，両眼の上下方向の動きが一致しないこともあります（上方注視麻痺＋単眼の下転障害，など）．眼球運動を観察する際は，視標（指）を左右だけでなく，上下に動かすことも，忘れないようにしましょう．

　中脳の障害を示唆するもう1つの所見は，**両側性の眼瞼下垂**です．動眼神経核は，上眼瞼挙筋（瞼を挙上する），上直筋（眼球を上転する），内直筋（眼球を内転する），下直筋（眼球を下転する），下斜筋（眼球を外旋と内転時の上転），瞳孔の，それぞれを支配する亜核の集合体です．これらの亜核はそれぞれ左右に1対ずつありますが，上眼瞼挙筋を支配するcentral caudal nucleusのみ例外で，正中に1つしかありません．1つのcentral caudal nucleusが，両側の上眼瞼挙筋を同時に支配しているのです．このため中脳の脳血管障害では，動眼神経が核性に障害されて，しばしば両側性の眼瞼下垂をきたします［図20］．もちろん眼瞼下垂以外の眼球運動障害も生じていますので，複視の訴えもあります．

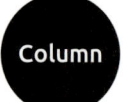

Column 一側性の眼瞼下垂とめまい

両側性の眼瞼下垂と異なり，一側性の眼瞼下垂の場合には，糖尿病性単神経障害などでみられる末梢性の動眼神経麻痺が多いことが知られています．さらに眼瞼下垂は，重症筋無力症などの筋自体の障害（正確には神経筋接合部）でも生じます．ただし，末梢性の動眼神経麻痺や眼筋障害は，複視で来院することはあってもめまいで来院することはないので，「めまいの鑑別診断」には，最初から入ってきません．

Point 中脳病変を示唆するめまい
（1つだけ覚えるとしたら①）

①垂直性眼球運動障害

②両側性の眼瞼下垂

橋病変

▶内側縦束
medial longitudinal fasciculus；MLF

▶傍正中橋網様体
paramedian pontine reticular formation；PPRF

橋は，腹側に錐体路，背側に水平性眼球運動の際に重要な働きを担う内側縦束（MLF），傍正中橋網様体（PPRF），外転神経核があります．さらに橋には，顔面神経や三叉神経の核や，手足の感覚の伝導路もあり，両サイドに小脳脚まで通っています．ただし，こんなややこしいことは，専門家でない限り，覚えておく必要はありません．

大事なのは，めまいとともに水平性の眼球運動障害，具体的には単眼の内転障害（MLF障害）や水平方向の注視麻痺（PPRFないし外転神経核障害）があれば，橋の障害を疑う，という点です [図21]．

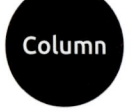

Column 核間性眼筋麻痺（MLF症候群）

▶核間ニューロン
internuclear neuron

外転神経核は，外直筋への運動ニューロンとともに，核間ニューロンが含まれ

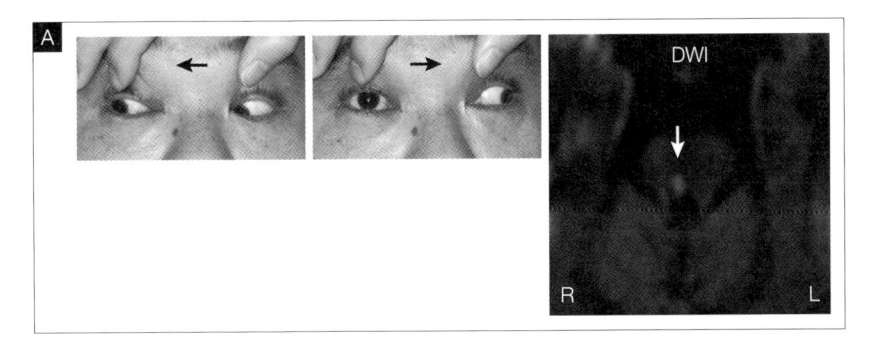

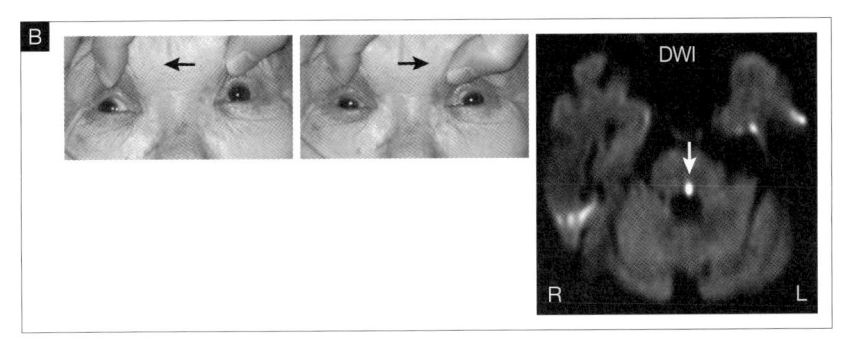

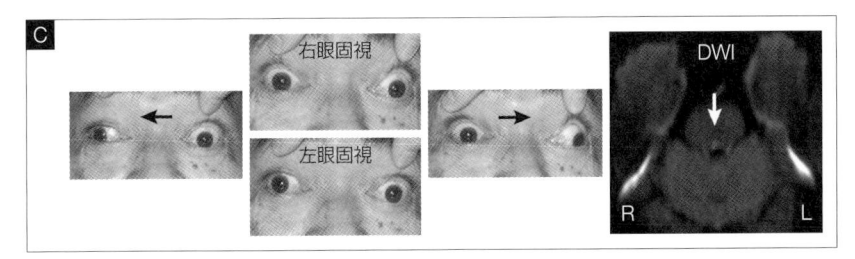

図21 橋被蓋部病変による水平性眼球運動障害

A：めまいと複視で来院した41歳男性．右眼の内転障害（MLF症候群）を認めた．MRI（拡散強調画像）を施行したところ，右傍正中橋被蓋部の梗塞が確認できた．

B：めまいと複視で来院した75歳女性．左眼の内転障害と左方注視麻痺（one-and-a-half症候群）を認めた．MRI（拡散強調画像）を施行したところ，左傍正中橋被蓋部に梗塞を認めた．

C：回転性めまいと複視が出現した75歳男性．両眼の内転障害（両側MLF障害）と交代性外斜視（右眼で固視すると左眼が外転し，左眼で固視すると右眼が外転する）を認めた．MRI（拡散強調画像）で傍正中橋被蓋部に梗塞を認めた．ちなみに，こうした交代性外斜視は，wall-eyed bilateral internuclear ophthalmoplegia syndrome（WEBINO症候群）と呼ばれている．

ています．そして，この核間ニューロンからの神経線維は，反対側のMLFを上行し，動眼神経核内の内直筋への運動ニューロンに連絡しています．このため，MLFが障害されると，障害された側の眼球の内転障害が生じます［図22］．ちなみに本邦では，この単眼の内転障害をMLF症候群と呼んだりしていますが，国際的にスタンダードな呼び方は，核間性眼筋麻痺です．

▶核間性眼筋麻痺
internuclear ophthalmoplegia
▶前下小脳動脈
anterior inferior cerebellar artery：AICA

前下小脳動脈（AICA）領域の梗塞も特徴的なので，覚えておきましょう（AICA症候群）．AICAは橋の外側と小脳に血流を送っていますが，その分枝が内耳にも血流を送っています．したがってAICA領域の梗塞では，めまいとともに患側の聴力障害，小脳性運動失調，顔面麻痺をきたします．もちろん中枢性めまいであることは，患側の顔面麻痺や手足の小脳性運動失調から，皆さんには一目瞭然ですが，AICA症候群を知っていれば，患者を診ただけで，病変部位と責任血管までわかってしまいます．

Column　AICA症候群とハント症候群

「あれ？　めまい，聴力障害，顔面麻痺だったら，ハント症候群（帯状疱疹ウイルスによる顔面神経麻痺）と同じじゃないの？」と思った方は，たいへん優秀です（→072頁，「ハント症候群」の項参照）．そんな優秀な方には，ここから先の説明は不要と思われますが，念のために両者の違いに触れておきます．教科書の記載をみると，紛らわしいように感じてしまいますが，AICA症候群は基本的には小脳の脳卒中なので，患側手足の失調が目立ち，立って歩くなんていう芸当は，かなりリハビリテーションをしないと無理です．ところがハント症候群は，基本的には単なる末梢性顔面神経麻痺なので，たいていの人はめまいも訴えますが，ちゃんと歩けます．おまけに痛がっている耳を見れば，AICA症候群では出てくるはずのない皮疹（帯状疱疹）が確認できます．

橋の障害，特にラクナ梗塞では，軽い片麻痺や半身の感覚障害（しびれ感）を伴うめまいが出現することもあります［図23］．念のため補足しますが，病変が大きければ，当然重度の片麻痺になります．でも，重度の片麻痺は「めまい患者」としては搬送されません．また，大脳の病変でももちろん片麻痺は出現しますが，大脳病変による軽い片麻痺だと，めまいはめったに生じません．

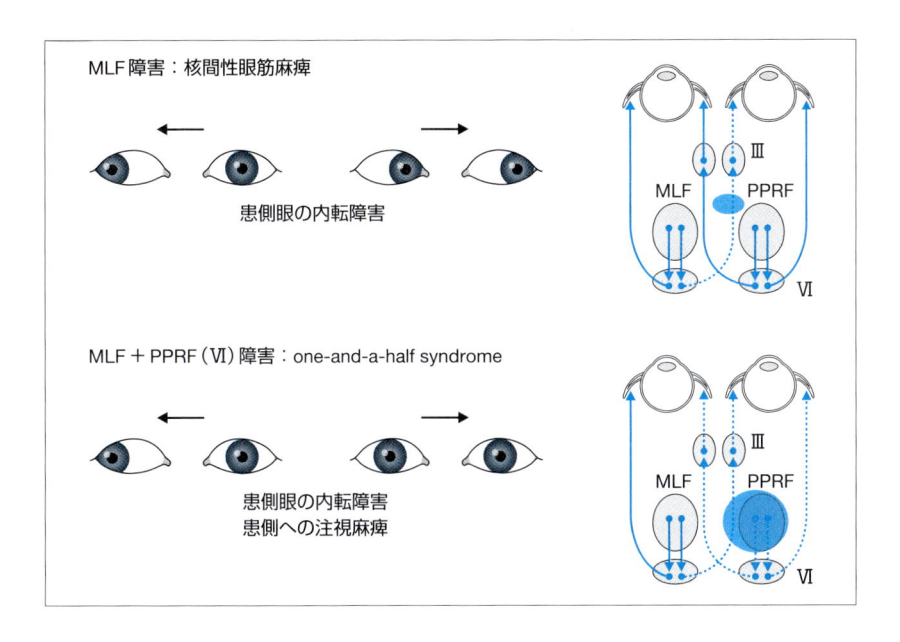

図22 核間性眼筋麻痺と one-and-a-half 症候群
　一側の MLF が障害されると，患側眼の内転が不可能になる（核間性眼筋麻痺／MLF 症候群）．障害がやや広がって，MLF とともに PPRF ないし外転神経核まで及べば，患側眼の内転麻痺とともに，障害側への水平性注視麻痺が生じ，健側眼の外転のみ可能な状態となる（one-and-a-half 症候群）．

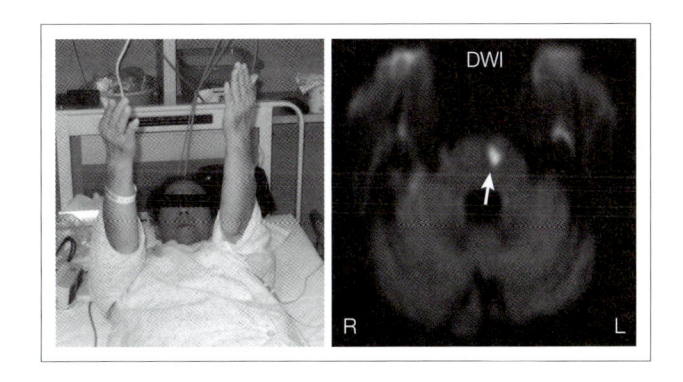

図23 橋底部病変による不全片麻痺
　めまいと右手の使いづらさで搬送されてきた 75 歳女性．右手が軽度回内し，下垂することから不全片麻痺が確認できる（バレー徴候陽性）．MRI（拡散強調画像）で左橋底部に梗塞を認めた（矢印）．

> **Point** 橋病変を示唆するめまい
> （1つだけ覚えるとしたら①）
>
> ①水平性眼球運動障害
> ・単眼の内転障害
> ・左右いずれかの水平性注視麻痺
> ・それらが合わさった one-and-a-half 症候群（患側眼の内転障害と患側への注視麻痺）
> ② AICA 症候群（一側の顔面麻痺，手足の運動失調，および聴力障害）
> ③半身の軽い麻痺や感覚障害

▶one-and-a-half 症候群
患側眼の外転および内転障害と，健側眼の内転障害．橋被蓋部の微小な血管障害により，患側の PPRF ないし外転神経核と MLF が同時に障害されると生じる（図22 参照）．

延髄病変

　延髄の一番上（吻側）の橋との境目の部分には，平衡を保つうえで最も大切といっても過言ではない前庭神経核があります．この他にも延髄には，腹側に錐体路，背側に呂律（構音）や飲み込み（嚥下）を司る神経核があり，外側には感覚の伝導路と小脳脚が通っています．延髄外側が障害されて出現する**ワレンベルグ症候群**は覚えておいたほうがよいでしょう．ワレンベルグ症候群では，めまいとともに，構音障害，嚥下障害，健側の感覚（温痛覚）障害，患側の運動失調や縮瞳（ホルネル症候群）などをきたします［図24］．このなかで最も重要なのは，**感覚障害と構音障害**です．一方，延髄内側が障害された場合には，舌の運動障害や麻痺が前景に立ちます（デジュリン症候群）．

▶ワレンベルグ症候群
延髄外側の梗塞による患側のホルネル症候群，顔面温痛覚障害，小脳性運動失調，声帯麻痺（嗄声，構音障害，嚥下障害）と，健側の上下肢体幹の温痛覚障害．すべてそろわないことも多い．前庭神経核周囲にも障害が及ぶので，健側向き水平性眼振や回旋性眼振も生じる．

▶ホルネル症候群
交感神経経路の障害による患側眼の縮瞳と軽度の眼瞼下垂，および周囲の顔面の発汗障害．

▶デジュリン症候群
延髄内側の梗塞による患側の舌麻痺（挺舌時に患側へ偏倚）と，健側の上下肢麻痺，および深部感覚障害．

> **Point** 延髄障害を示唆するめまい
> （1つだけ覚えるとしたら①）
>
> ①ワレンベルグ症候群［半身の感覚障害（温痛覚），構音障害，嚥下障害］
> ②舌の麻痺と反対側の片麻痺

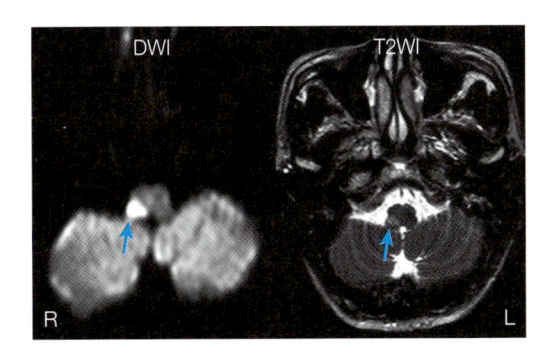

図24 延髄外側病変によるワレンベルグ症候群
めまいのはかに，構音障害，嚥下障害，左半身感覚低下（しびれ感）のある72歳男性（ワレンベルグ症候群）．MRI拡散強調画像（左）で右延髄に梗塞を認めた（矢印）．同部はMRI T2強調画像（右）でもすでに高信号となっていた（矢印）．

小脳病変

　小脳は3つの動脈（左右あるので合計6本）によって灌流されています．上から順番に，上小脳動脈（SCA），前下小脳動脈（AICA），後下小脳動脈（PICA）と名前がついています［図25］．このうちSCAとAICAの領域は**小脳上部**に該当し，障害されればめまい以外の神経症候を伴います．したがって，ちょっと診察すれば，皆さんならすぐに中枢性と判断できます．一方，PICA領域は**小脳下部**に該当します．PICA領域の脳血管障害は，麻痺や構音障害，小脳性運動失調などを伴わないため，わかりにくい中枢性めまいとなります．でも皆さんは，起立，歩行障害（体幹失調）の存在が決め手になることを，すでに知っています．

▶**上小脳動脈**
superior cerebellar artery；SCA
▶**前下小脳動脈**
anterior inferior cerebellar artery；AICA
▶**後下小脳動脈**
posterior inferior cerebellar artery；PICA

SCA領域の脳梗塞

　SCA領域の脳梗塞でめまいが生じた場合には，同側の手足の小脳性運動失調や，わかりやすい小脳性の構音障害がみられます［図26］．患者本人が呂律の回りにくさを自覚していることも多いため問診でも引っかかりますし，「パタカ」の繰り返し（構音障害のチェック）や，反復拮抗運動や指鼻試験（四肢の運動失調のチェック）でも，小脳性運動失調を確認することができます．

AICA領域の脳梗塞

　AICA領域の脳梗塞でも，同側の手足の小脳性運動失調が目立ちます．

AICAは同時に橋の外側も灌流していますので，同側の顔面麻痺を伴うこともあります［図27］．これだけめまい以外の症状が揃えば，中枢性めまいであることは，すぐにわかります（AICA症候群）．ただし，橋病変の項でも述べたように，AICAは小脳や橋と一緒に内耳にも血流を送っているので，閉塞すると難聴や末梢前庭障害の眼振を生じることに注意が必要です．細かく説明すると，内耳はAICAの分枝である迷路動脈により灌流され，さらにそこから分枝する前前庭動脈が末梢前庭に血流を送っているので，AICAが詰まった場合には，小脳性運動失調や顔面麻痺のある側の蝸牛障害（耳鳴りや難聴）や前庭障害（難聴と反対方向へ向く方向固定性水平性眼振）が出現するのです．難聴と眼振だけみれば，まさに末梢性めまいなので（実際生じているのも末梢前庭障害），ややこしいことになりそうですが，実際にはその前に小脳性運動失調や顔面麻痺から，とっくに中枢性めまいと診断がついています．

PICA領域の脳梗塞

PICA領域の脳梗塞では，構音障害は生じず，手や足の運動失調も起こりません．このため，比較的大きな梗塞が生じても，うっかりするとめまい以外の神経症状がまったくないかのように感じてしまうほどです．ただし，小脳のPICA領域は，体幹のバランスを維持する働きをしているので，もし障害されれば，手や足が思いどおりに動くにもかかわらず，立ったり歩いたりすることができなくなってしまいます［図28］．脳が原因なので，第1部でも述べたように，他の感覚情報による補正も効きません．いくら眼を見開いたり足を踏ん張ったりしても，ちゃんと立つことができなくなるのです．具体的に例を挙げると，急性発症のめまいで，まったく歩けなくなって救急搬送された患者なのに，構音障害や四肢の運動障害がなく，末梢前庭障害のような激しい眼振も観察できなかった場合，このPICA領域の脳梗塞の可能性を考えます．実際，PICA領域の脳梗塞患者を立たせてみると，体幹失調により，眼を開いていてもすぐに倒れそうになります．なお，PICAが起始部で詰まった場合，延髄外側も同時に障害されることがありますが，脳幹（延髄外側）に障害が及べば，わかりやすいめまい以外の神経症候を伴うことになるため（延髄外側ならワレンベルグ症候群），診断が楽になります．

小脳出血

梗塞ではなく，出血した場合でも，基本的には出血部位に応じた症状が出ますので，梗塞の場合と同様に考えてかまいません．しかも小脳の出血は，たい

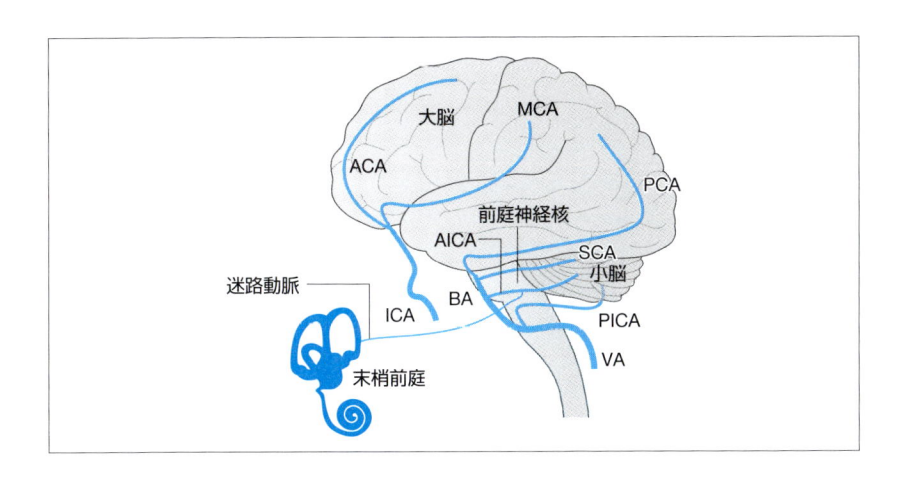

図25 小脳の血管支配のシェーマ
　SCAは小脳上部を，AICAは小脳上部と橋外側部を，そしてPICAは小脳下部と延髄外側を灌流する．内耳を灌流する迷路動脈は，もとをたどるとAICAの分枝である．SCA＝上小脳動脈，AICA＝前下小脳動脈，PICA＝後下小脳動脈，ACA＝前大脳動脈，MCA＝中大脳動脈，PCA＝後大脳動脈，ICA＝内頸動脈，BA＝脳底動脈，VA＝椎骨動脈．

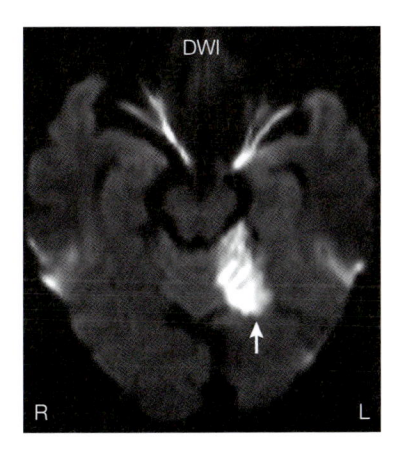

図26 上小脳動脈（SCA）領域の梗塞によるめまい
　めまいとともに構音障害と左上下肢の小脳性運動失調を認めた81歳男性．MRI（拡散強調画像）で左SCA領域の梗塞を確認した（矢印）．

ていは歯状核あたりに生じますので，多くの場合，梗塞よりもわかりやすい小脳症状（四肢や体幹の運動失調）が出てきます．歯状核は，小脳半球のちょうど要と言ってよい核ですので，ここが出血により障害されると，小脳半球全体が障害されたのと同じになってしまうからです．小脳出血では，しばしば頭痛も伴うことが知られています．手足はうまく使えないし歩けないし，おまけに激しい頭痛も伴ったりするので，中枢性と診断することは簡単です［図29］．

> **Point 小脳障害を示唆するめまい**
>
> ①小脳性運動失調（呂律が回らない，どちらか片方の手や足が揺れて定まらない）（SCA／AICA領域）
>   ※AICA領域の梗塞は，小脳性運動失調のある側の内耳障害（難聴と健側向き方向固定性水平性眼振）と顔面麻痺を伴うことがある
> ②体幹失調（立位，歩行障害）（PICA領域）
>   ※体幹失調は他の感覚による補正が効かない（眼を開けても立っていられない，一見たいした所見がないのにどうしても歩けない）

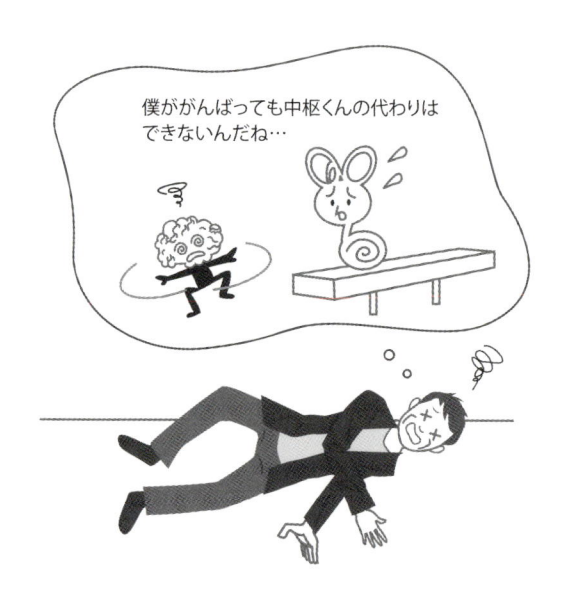

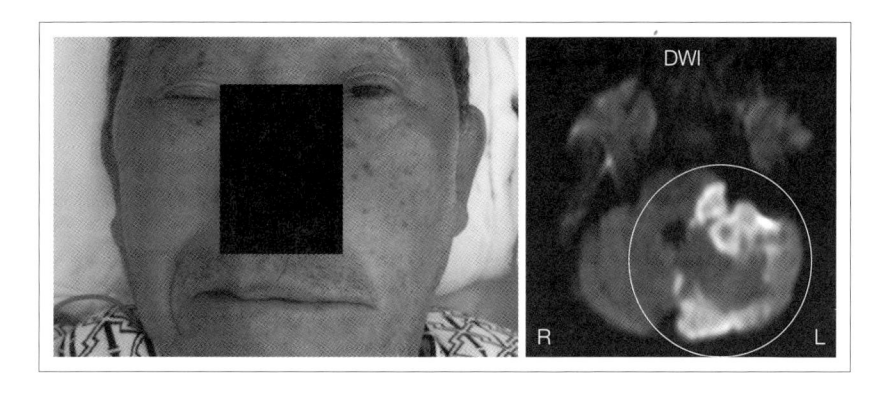

図 27　前下小脳動脈（AICA）領域の梗塞によるめまい
　めまい，左難聴，左顔面麻痺，構音障害，左上下肢の小脳性運動失調で搬送されてきた 82 歳男性．MRI（拡散強調画像）で左 AICA 領域の梗塞を確認した（丸囲み）．

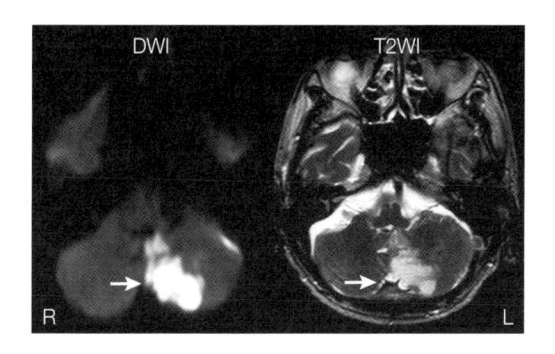

図 28　後下小脳動脈（PICA）領域の梗塞によるめまい
　めまいで搬送された 90 歳男性．四肢に明らかな麻痺や小脳性運動失調は認めなかったが，ふらつきのため起立保持や歩行が不可能であった（体幹失調）．MRI（拡散強調画像と T2 強調画像）で左 PICA 領域の梗塞を確認した（矢印）．

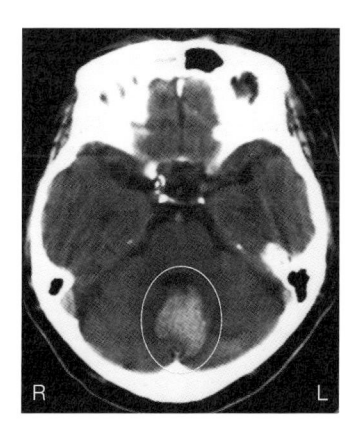

図 29　小脳出血によるめまい
　めまい，嘔吐，歩行障害で来院した 63 歳男性．小脳性の構音障害や左側優位の四肢の運動失調も明らかであった．CT で小脳出血を確認した（丸囲み）．

2.8 眼振に注目した中枢性めまいの鑑別

　末梢性めまいの診断には，眼振所見は欠かせません．一方，中枢性めまいでは，眼振が診断の決め手になることはむしろ少なく，これまで説明してきた**めまい以外の神経症候**のほうが，よほど重要です．でも，そうはいっても中枢性めまいでも眼振がみられることはあるし，そうした場合に中枢性めまいの眼振を知らないと，末梢性めまいと早とちりしてしまう可能性だってあります．そこで，**眼振に注目した中枢性めまい**という観点でも，まとめてみます．

中枢性めまいでしかみられない眼振

　まず，**これをみたら中枢性と思え**というような，中枢性めまいでしかみられない眼振についてまとめてしまいます．ズバリ，**注視誘発眼振，純粋な垂直性眼振，純粋な回旋性眼振**です．

注視誘発眼振

　注視誘発眼振は，注視した方向，つまり右を向いたときには右向き眼振，左を向いたときには左向き眼振が出現する場合を指します．この眼振は末梢性では生じえません．末梢前庭障害による眼振は，左右の前庭入力の釣り合いが取れなくなり，眼球が片方に引っ張られることで生じます．眼球が引っ張られる方向は障害された側です．したがって，原則として眼振の方向はいつも同じです．たとえ両方障害されたとしても，より障害が強いほうに眼球が引っ張られるので，向きはいつも変わりません．

　一方，小脳や脳幹の障害では，眼位を保持する機構が障害されることが，しばしばあります．そうすると，横を見ようとして眼球を横に動かしても，眼球はその位置に留まれずにすぐに正中に戻ってきてしまいます．正中に戻

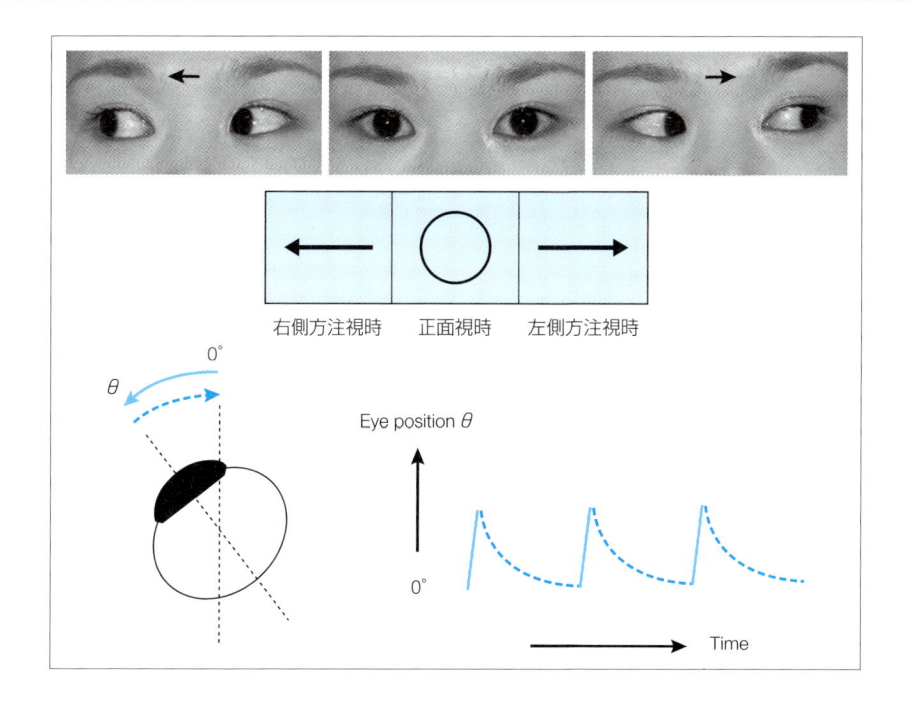

図30　注視誘発眼振（gaze evoked nystagmus）

　眼球を正中から側方に動かした際に（薄青矢印），眼位を保持する機構が障害されていると，眼球はゆっくり正中に戻ってきてしまう（濃青点線矢印）．戻ってきてしまう眼球で側方を見続けるためには，繰り返し側方に眼球を動かす必要がある（薄青矢印）．もちろん反対方向に眼球を動かしても，正中に戻るため，注視した方向に急速相をもつ眼振が生じることになる．なお，頭位眼振のときと異なり，眼振所見の表示の両側の矢印は，それぞれの方向を注視した際の眼振を示していることに注意．

ると視線がずれるので，仕方なくまた横に眼球を動かし直します．これを繰り返したものが**注視誘発眼振**です．正中位以外の眼位を保持できないので，右を見ても左を見ても眼球が正中方向へずれ，見た方向への眼振が誘発されるわけです［図30］．注視誘発眼振は，中枢性めまいを示す極めて重要な眼振で，臨床的には小脳障害に多くみられます．ただし，小脳障害があっても注視誘発眼振がみられない場合も多いので，注視誘発眼振がなくても安心してはいけません．

Column　終末位眼振

▶終末位眼振
end-point nystagmus

　注視誘発眼振を見つけようとして一生懸命になりすぎると，視標（指）を目一杯横に動かしてしまいます（極側方視）．すると，注視方向に向く振幅の小さい眼振が出現します．一見，注視誘発眼振に見えてしまいますが，これは終末位眼振と呼

ばれるもので、病的な注視誘発眼振と異なり、健常人の多くにみられます。側方視の眼振を観察する際には、あまりにも横を見させすぎないようにしましょう。過ぎたるはなお及ばざるが如し。何事もほどほどが肝心です。

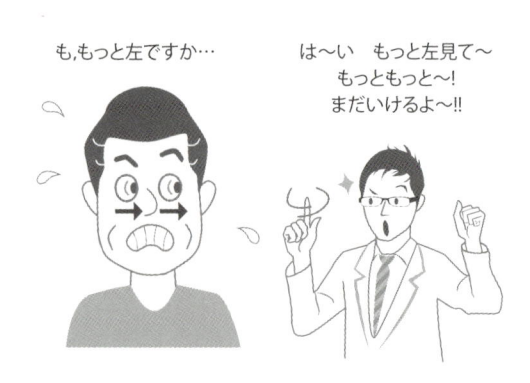

純粋な垂直性眼振，純粋な回旋性眼振

　純粋な垂直性眼振や、純粋な回旋性眼振も、末梢性めまいでは生じません。そもそも末梢性めまいの眼振は、「末梢性めまいに伴う眼振」（→ 069 頁）で説明したとおり半規管固有の眼球の動きで説明できることになっています［図31］。良性発作性頭位めまい症であれば、眼振はまさに責任病巣となった半規管固有の動きそのものですし、内耳全体に障害が及べば、すべての半規管に障害が及ぶため、眼振は半規管固有の動きを全部合算した動き（水平回旋混合性眼振）となります［図32］。一方、垂直性眼振を末梢前庭障害で説明しようとすると、半規管固有の眼球運動のうち、回旋成分を消去する必要があるため、前半規管または後半規管が、左右同程度に、しかも選択的に障害される必要があります［図33］。同様に、回旋性眼振を説明しようとすると、上下方向の眼球運動を消去する必要があるため、一側の前半規管と後半規管が同程度に障害され、しかも真ん中の外側半規管が障害を免れる必要があります［図34］。解剖学的な位置関係を考えると、両側の前（後）半規管のみの障害や、一側の前半規管と後半規管のみの障害は、極めて不自然です。

　一方、中枢性めまいでは、純粋な垂直性眼振や純粋な回旋性眼振が、しばしばみられます。こうした眼振は、解剖学的な中枢前庭機構の上下方向の非対称性に起因すると考えられています。ちなみに「解剖学的な中枢前庭機構の上下方向の非対称性」とは、眼球を上方向（上眼瞼方向）に動かしたり保持したりする仕組みと、下方向（下眼瞼方向）に動かしたり保持したりする仕組みが、根本的に異なっている、ということです。補足すると、「眼球を動かす仕組み」は前庭動眼反射を用いた眼球運動を、そして「眼球を保持する仕

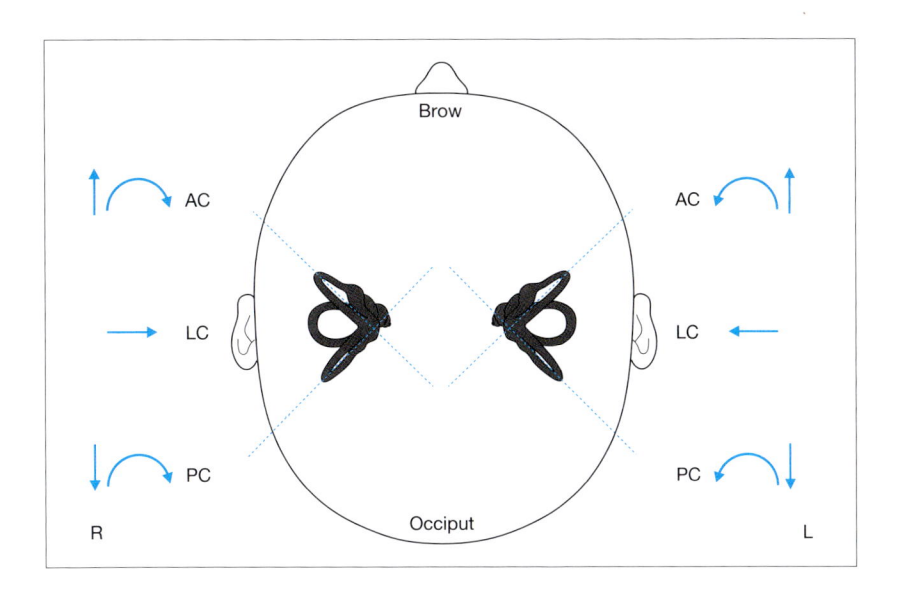

図 31 それぞれの半規管固有の眼球の動き（刺激時）のシェーマ

頭部と半規管のシェーマは軸位で，矢印は患者を真正面から観察した際の検者から見た眼球の動きを示す．言葉で説明すると，個々の半規管が存在する平面に垂直な軸を中心とした回転運動である．AC＝前半規管，LC＝外側半規管，PC＝後半規管．

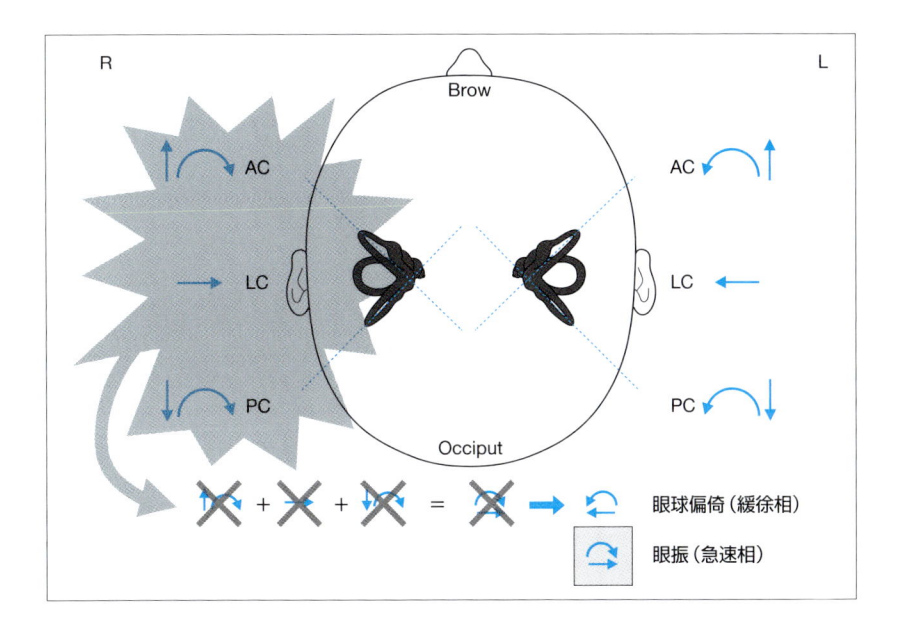

図 32 内耳全体の障害や重症の前庭神経炎でみられる水平回旋混合性眼振のシェーマ

それぞれの半規管からの入力の障害をすべて加算すると，眼球は回旋しながら患側へ偏倚する．したがって健側向きの水平回旋混合性眼振が生じることになる．AC＝前半規管，LC＝外側半規管，PC＝後半規管．

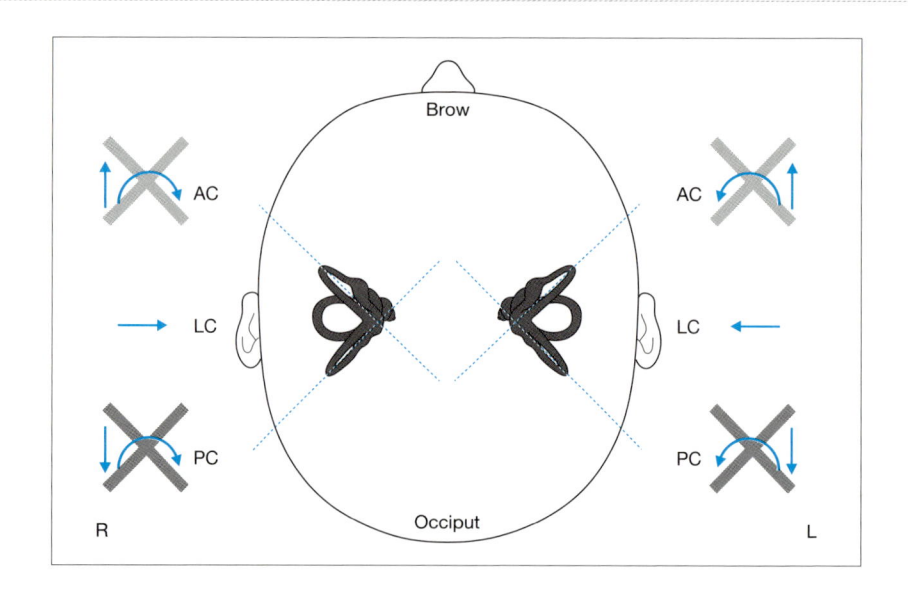

図33 末梢病変で説明した純粋な垂直性眼振のシェーマ
　回旋成分を打ち消すためには，上眼瞼向き眼振の場合には両側の前半規管が（薄いバツ印），また下眼瞼向き眼振の場合には両側の後半規管が（濃いバツ印），左右まったく同じように障害される必要がある．こうした状況は実際の臨床では考えにくい．AC＝前半規管，LC＝外側半規管，PC＝後半規管．

組み」は神経積分器を用いた眼位保持機構（眼球を動かしたとき，戻ってこないように動かした位置に眼球を留めておく仕組み）を指しています．もちろん左方に眼を動かす仕組みと右方に眼を動かす仕組みは，左右対称になっています．

　たとえば，垂直性眼振である下眼瞼向き眼振は，小脳の障害でよくみられます．小脳は，半規管固有の眼球運動を抑制していますが，どうしたわけか下方向（下眼瞼方向／後半規管由来）への眼球運動だけ，抑制していません．このため，小脳が障害されると，上方向（上眼瞼／前半規管由来）と左右方向（外側半規管由来）の眼球運動が脱抑制により増強し，左右方向が相殺された結果，眼球が上方向（上眼瞼方向）に移動してしまうのです．この結果生じるのが，下眼瞼向き眼振です［図35］．

　下眼瞼向き眼振が小脳病変でみられることが多いのに対し，上眼瞼向き眼振は，主として延髄（延髄上部にある舌下神経前位核）や中脳（中脳下部にある結合腕ないし腹側被蓋路）などの脳幹の病変で報告されています．機序としては，前半規管由来の上方向（上眼瞼方向）への眼球運動の反射経路の障害などが考えられています．

　純粋な回旋性眼振は，延髄の病変でしばしば出現することが知られていま

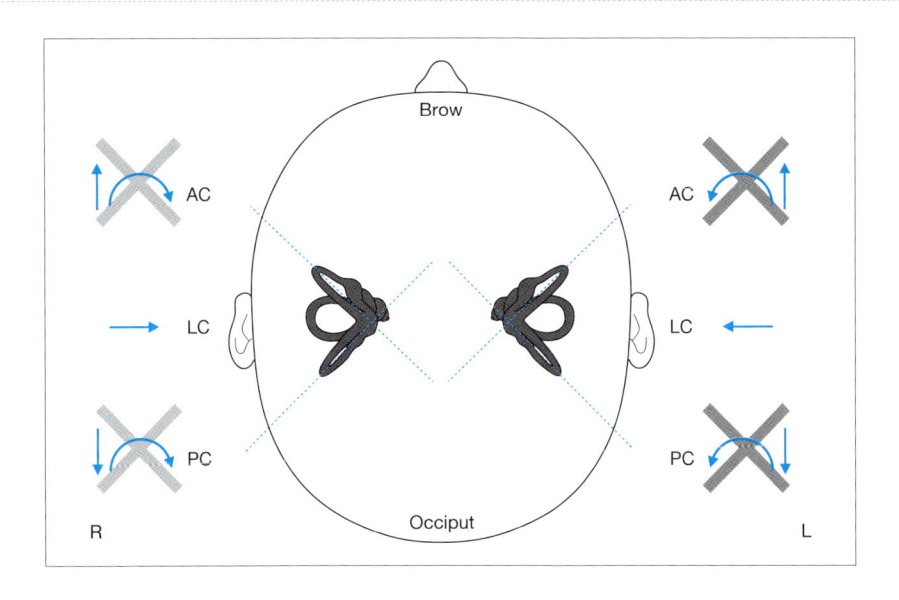

図 34 末梢病変で説明した純粋な回旋性眼振のシェーマ
　垂直成分を打ち消すためには，検者からみて時計回りの回旋なら右の前半規管と後半規管が（薄いバツ印），また反時計回りなら左の前半規管と後半規管が同程度に障害され（濃いバツ印），しかも外側半規管が障害を免れなければならない．こうした状況は実際の臨床では考えにくい．AC＝前半規管，LC＝外側半規管，PC＝後半規管．

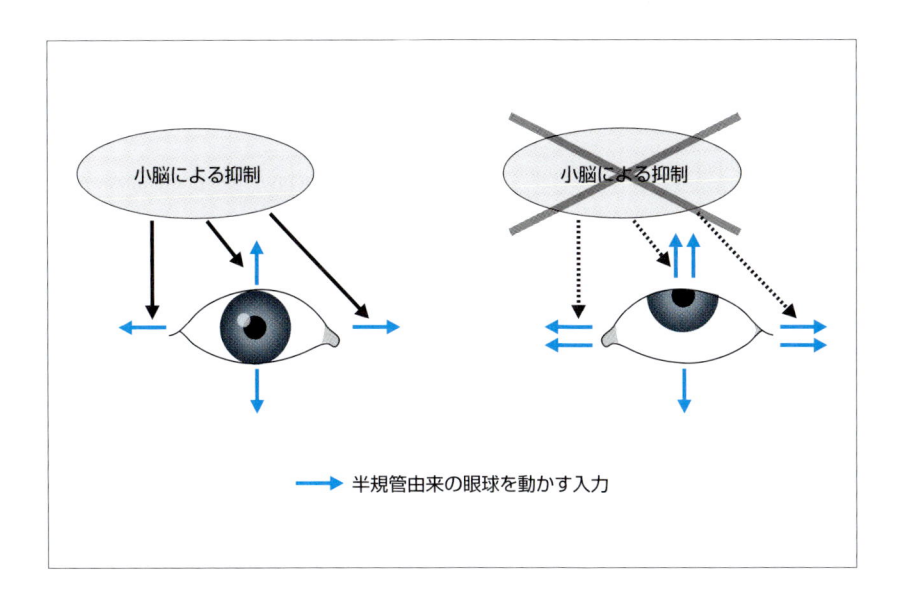

図 35 小脳障害による下眼瞼向き眼振のシェーマ
　小脳は基本的には半規管由来の眼球運動の入力（青矢印）を抑制している（黒矢印）が，後半規管由来の下眼瞼方向への眼球運動のみ，この抑制がない．したがって小脳が障害されて半規管由来の入力の脱抑制が生じると，相対的に眼球は上眼瞼方向へ偏倚してしまう（緩徐相）．このため，下眼瞼方向へ眼位を戻す補正（急速相）を繰り返すことになり，下眼瞼向き眼振が生じる．

す[4]．ちなみに，延髄病変でみられる回旋性眼振の向きは，眼球の上極が健側に向かう方向の回旋です．さらにもう少し付け加えると，橋や中脳下部の病変でも回旋性眼振がみられることがありますが，延髄病変と方向が逆で，眼球の上極が患側に向かう方向の回旋になります［図36］．

Column 「生理的」垂直性眼振

頭位眼振検査や頭位変換眼振検査をしていると，軽微な垂直性眼振がみられることがあります．でもこれを見て，「すわ，中枢性めまいか！」とあせってはいけません．臥位や懸垂頭位にしたときに初めて出てくる垂直性眼振は，必ずしも病的とは言えないのです．めまいのない健常人にも，この「生理的」垂直性眼振はしばしばみられます．なお，普通に座って真正面を見ているとき（primary position）の垂直性眼振は，まず間違いなく「病的」垂直性眼振です．

Point 中枢性めまいでしかみられない眼振

①注視誘発眼振（小脳）
②純粋な垂直性眼振（上眼瞼向きは延髄や中脳，下眼瞼向きは小脳）
③純粋な回旋性眼振（延髄）
　※終末位眼振や「生理的」垂直性眼振の存在に注意
　※これらの眼振のいずれかがあれば中枢性だが，なくても中枢性を否定できない
　※眼振から中枢性めまいを疑ったときは，眼振所見だけで判断しようとせず，めまい以外の神経症候を探す（→ 027頁，第1部のフローチャート参照）

末梢性めまいと紛らわしい中枢性めまいの眼振

中枢性めまいでしかみられない眼振なら，末梢性めまいと迷うことはありません．一方，中枢性めまいなのに，末梢性めまいと同じような眼振が出て

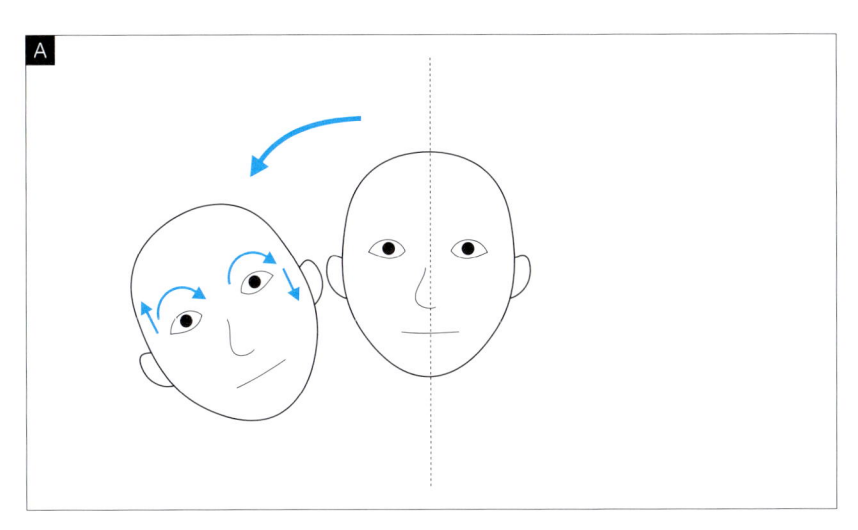

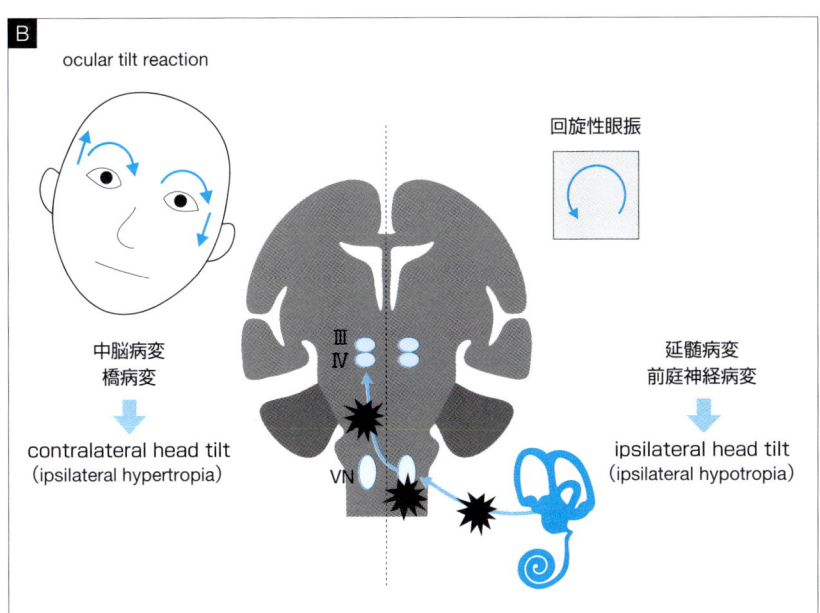

図36 A 頭部傾斜に伴う正常の眼球運動

眼球は頭部の傾斜を打ち消す方向（傾斜と反対方向）に回旋し，下になった（傾斜方向の）眼球は上に，上になった（傾斜と反対方向の）眼球は下に偏倚する．

図36 B Ocular tilt reaction と回旋性眼振

頭部傾斜に対する眼球運動の反応経路が障害されると，あたかも頭部を傾斜したように眼球が回旋し上下に偏倚する（ocular tilt reaction）．中脳や橋の病変では患側眼が上になり健側へ回旋（眼球の上極が健側へ動く回旋）し，延髄や前庭神経の病変では，患側眼が下になり患側へ回旋する．この結果，中脳／橋病変では患側向き（眼球の上極が患側に向かう）回旋性眼振が生じ，延髄／前庭神経病変では，健側向き（眼球の上極が健側に向かう）回旋性眼振が生じる．

いると，話は俄然ややこしくなります．それでもまだ，めまい以外の神経症候を伴う脳幹病変なら，たとえ末梢性めまいのような眼振が出ていても中枢性と判断することは可能です．ところが，めまい以外の神経症候がわかりにくい小脳下部の病変だと，末梢性めまいのような眼振に，専門家でもうっかりすると騙されてしまいます．でも，そんなとき，やっぱり頼りになるのは，第 1 部で紹介したフローチャートです（→027 頁）．高血圧で糖尿病でおまけに心房細動まであるような怪しい患者だったら，たとえ末梢性めまいのような眼振があっても，第 1 部で紹介したフローチャートに立ち返り，小脳下部の特徴である，起立，歩行障害まで調べてみましょう．

脳幹障害

橋の外側を灌流している前下小脳動脈（AICA）は，同時に内耳にも血流を送っています．したがって，AICA が閉塞すると，患側の末梢前庭障害類似の眼振，というよりも患側内耳そのものの障害による末梢性眼振を伴うことがあります [図37]．もちろん脳幹障害なので，わかりやすいめまい以外の神経症候を伴います．AICA 症候群の場合のわかりやすい神経症候は，患側の顔面麻痺と手足の小脳性運動失調です．いくら末梢前庭障害の眼振が出ていても，顔面麻痺や手足の運動失調が目立つので，末梢性と間違える心配はそれほどありません．まあ，AICA 症候群の説明は，橋病変（→076 頁）や小脳病変（→081 頁）の項でもしており，今回が 3 回目の登場なので，皆さんはすでによくご存知だと（いい加減聞き飽きたと）思います．

延髄の障害によるワレンベルグ症候群では，健側向きの方向固定性水平性眼振や水平回旋混合性眼振が出現します．半規管由来の中枢前庭経路の障害やオリーブ小脳路の障害などが影響していると言われていますが，これではピンときませんので，延髄の最上部にある前庭神経核になんとなく影響が及んで，患側の前庭障害が生じると考えると，わかりやすいと思います [図38]．もちろん，そもそもがワレンベルグ症候群なので，脳幹障害の常にたがわず，めまい以外の神経症候が目立ちます．ワレンベルグ症候群のときのめまい以外の神経症候は，感覚障害と構音障害，嚥下障害でした．したがって，第 1 部のフローチャートを用いれば，AICA 症候群の場合と同様，眼振を確認する前に中枢性めまいの診断がついてしまいます．

小脳障害

後下小脳動脈（PICA）領域の血管障害は，構音障害や四肢の小脳性運動失

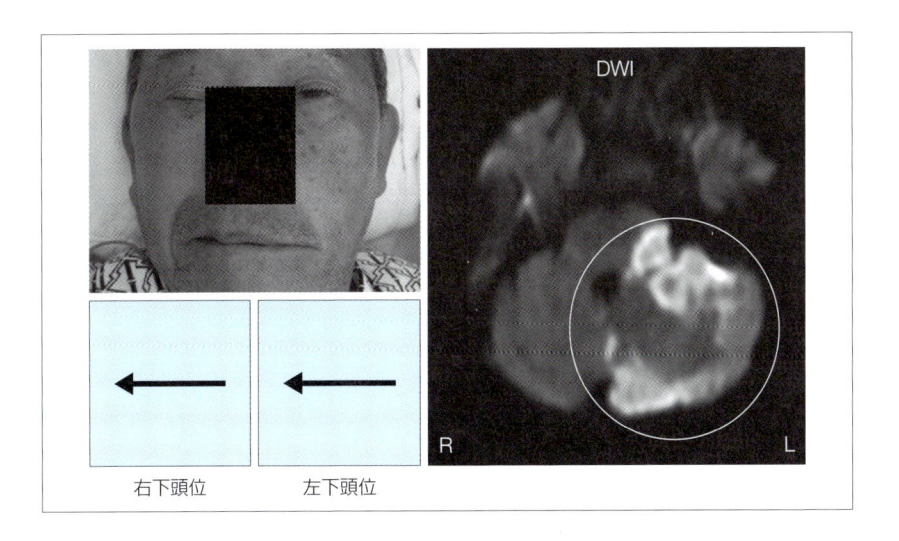

図37 前下小脳動脈（AICA）領域の梗塞による眼振

左 AICA の閉塞（丸囲み）により，左の内耳障害（末梢前庭障害）が生じ，右向き方向固定性水平性眼振が出現した 82 歳男性．

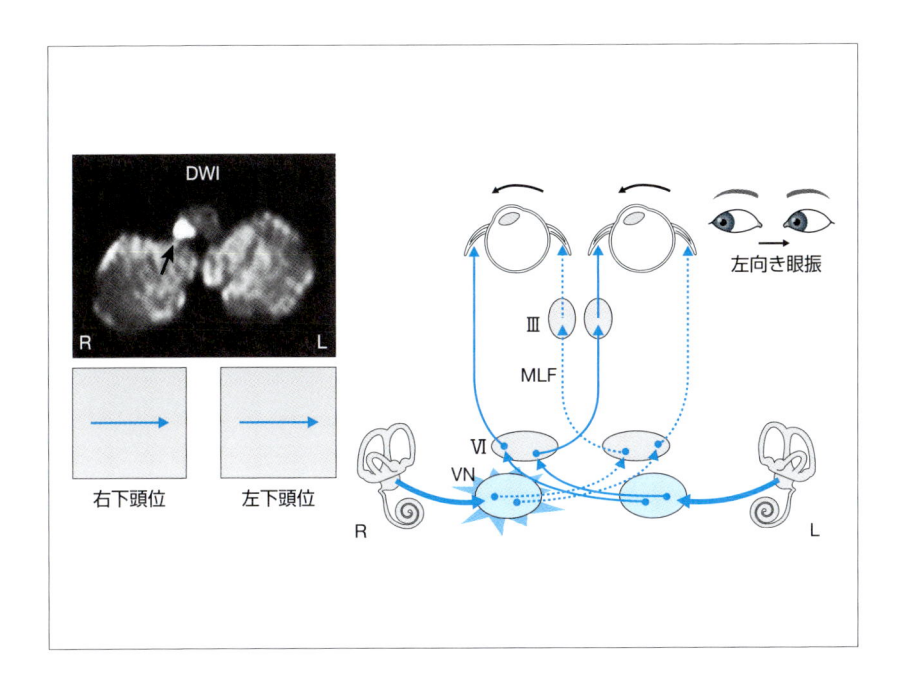

図38 延髄外側病変によるワレンベルグ症候群による眼振

右延髄外側梗塞（ワレンベルグ症候群）（矢印）の 72 歳男性．右前庭神経核ないしその入出力系の障害により眼球が右に偏倚し，左向き眼振が生じている．なお，延髄病変では，半規管由来の前庭入力の障害による回旋成分も障害されるため，実際には右側病変により，左向き水平性眼振，左向き水平回旋混合性眼振，左向き（眼球の上極が患者の左へ向かう向き）回旋性眼振の，一連の眼振が出現しうる．

調を伴わないため，わかりにくい中枢性めまいになります．よりによってそんなわかりにくいPICA領域の血管障害で，末梢前庭障害類似の方向固定性水平性眼振が出現することがあります．とはいっても，PICA領域ならいつも出現するわけではなく，むしろ出現は極めてまれです（→ 031 頁．第1部の「例外の存在」の項参照）．出血でも梗塞でも出現しえますが，本邦での原因は，小脳虫部の微小出血が多いようです[3]．眼振の向きは末梢前庭障害とは逆で，患側向きです．健側へのlateropulsion（健側に向かってよろける）がありますが，わかりやすい小脳性の構音障害や手足の運動失調はありません．したがって末梢前庭障害の前庭神経炎と間違えそうになります．あまりにも臨床像が前庭神経炎（vestibular neuritis）と似ているので，**pseudo-vestibular neuritis** と呼ばれたりもします［図39／VTR 12］．pseudo-vestibular neuritis の患側向き眼振は，臥位で健側下頭位にしたときのほうが目立ちます．ちなみに目立つ健側下頭位のときには，眼振は天井方向に向いています．もちろん患側下頭位にしたときの眼振の向きは地面方向ですが，それほど目立ちません［図39］．

　PICA領域の小脳虫部の限局性の出血や梗塞では，方向固定性水平性眼振のみならず，方向交代性上向性眼振が出現したりもします．pseudo-vestibular neuritis の場合と同様に極めてまれにしかみられませんが（→ 031 頁，第1部の「例外の存在」の項参照），方向交代性上向性眼振は，末梢性めまいの良性発作性頭位めまい症の1つである，外側半規管型クプラ結石症の眼振なので，紛らわしいことこのうえありません．あまりにも紛らわしいので，良性発作性頭位めまい症（benign paroxysmal positional vertigo；BPPV）を模して，**central paroxysmal positional vertigo（CPPV）** なんて呼んだりもします［図40／VTR 13］．CPPV の眼振も，臥位で健側下頭位にしたときの天井向き眼振のほうが目立ちます．ちなみに pseudo-vestibular neuritis と異なり，患側下頭位にしても眼振は天井向きですが，やはり健側下頭位よりも目立ちません［図40］．

　小脳虫部の障害による pseudo-vestibular neuritis や CPPV は，麻痺や感覚障害，構音障害，四肢の運動失調がないうえに，末梢性めまいと類似した眼振までみられます．ただ，第1部でも述べたように，たとえ紛らわしい眼振があっても，補正できない体幹失調の存在が，小脳虫部障害の鑑別のポイントであることには変わりはありません．逆に，麻痺もないのにまったく歩行できない患者に，前庭神経炎類似の方向固定性水平性眼振や，良性発作性頭位めまい症類似の方向交代性上向性眼振を認めた場合には，「小脳虫部の血管障害が怪しい」と当たりをつけることもできます．

VTR 12
右小脳出血による方向固定性水平性眼振（pseudo-vestibular neuritis）（18秒）

VTR 13
両側後下小脳動脈領域の梗塞による方向交代性上向性眼振（central paroxysmal positional vertigo）（2分56秒）

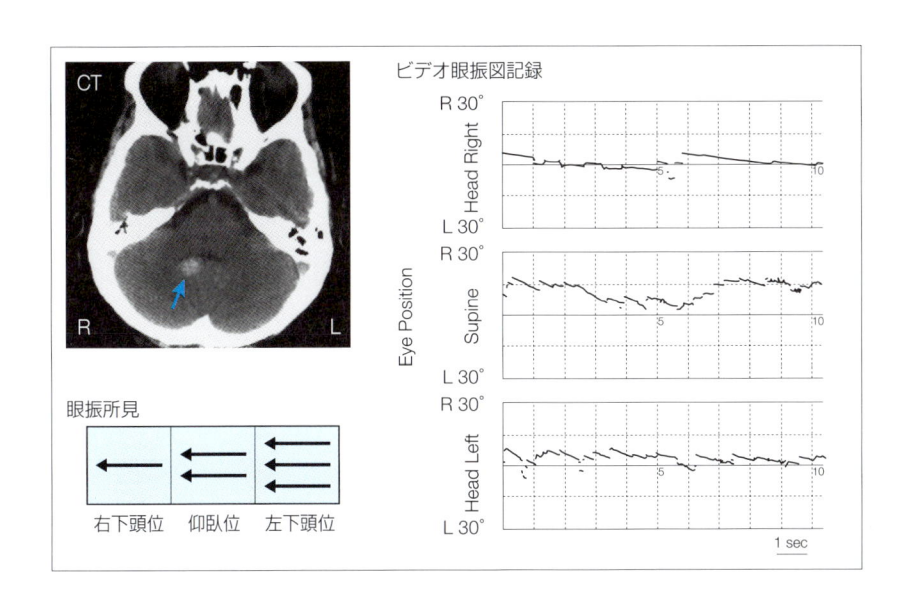

図39 右小脳微小出血による pseudo-vestibular neuritis
　めまい，嘔気を主訴に来院した56歳女性．頭位によらない右向き眼振を認めたため，左前庭神経炎が疑われたが，起立・歩行障害(左への truncal lateropulsion)が存在した．CTで右小脳に小出血を認めた(矢印)．眼振，症状とも左下頭位で悪化した．

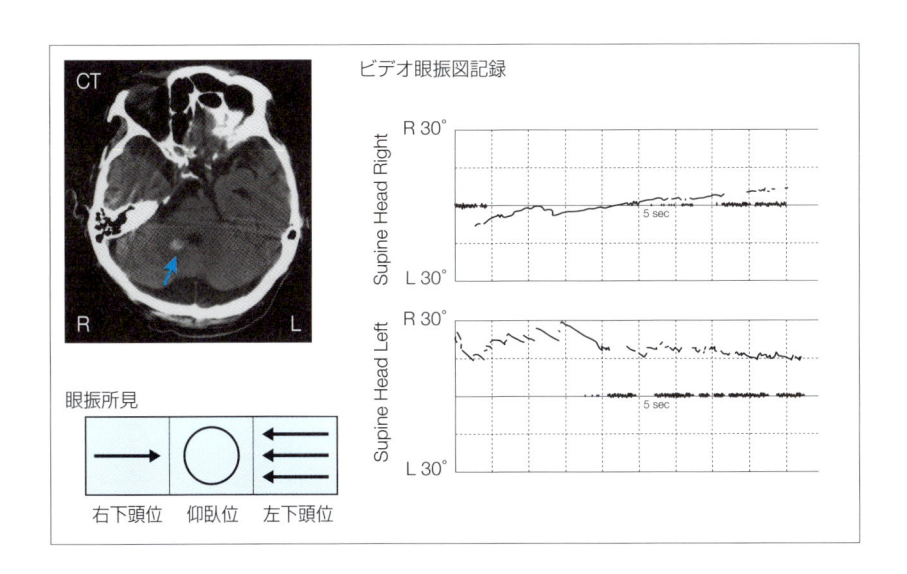

図40 右小脳微小出血による central paroxysmal positional vertigo
　めまい，嘔気を主訴に来院した76歳男性．左下頭位でより強い方向交代性上向性眼振から，右外側半規管型クプラ結石症が疑われたが，起立や歩行が障害されていたためにCTを施行し，右小脳の小出血が判明した(矢印)．

Advanced Study

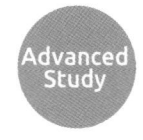

小脳虫部の血管障害による方向固定性水平性眼振と方向交代性上向性眼振の機序

かなりマニアックな内容なので，ここはよほど興味がある人のみ読んでください．

前庭動眼反射には半規管系前庭動眼反射と耳石器系前庭動眼反射の2種類があります．半規管系は，「頭を回転させると眼はその場に残るように動く」という人形の目反射です．一方，耳石器系は，「頭を平衡に移動させても眼はその場に残る」という反射で，横方向の加速度を重力に置き換えると，頭を横にしたときに眼球は下向き（地面方向）に移動しがちになる，と言い換えることができます．両方の前庭動眼反射は，小脳下部により，ちょうどよい動き方になるように，抑制制御されています．小脳下部の役割をもう少し詳しく分けて言うと，半規管系の抑制には虫部と片葉の両方が，そして耳石器系の抑制には虫部のみが，かかわっていると考えられています．もし，小脳が障害され，半規管系の前庭動眼反射が脱抑制されると，健側に眼球が引っ張られるため，患側向き方向固定性水平眼振が生じます．一方，耳石器系前庭動眼反射が脱抑制されると，頭を横にしたときに，どちらを下にしても眼球が地面方向に引っ張られるため，方向交代性上向性眼振が生じることになります［図41］[3]．

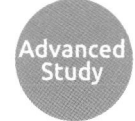

Advanced Study

小脳虫部障害によるpseudo-vestibular neuritis と末梢性の前庭神経炎の鑑別

ここもマニア向けですが，最後の部分だけは臨床上有用ですので，覚えておくと得です．

前庭神経炎とpseudo-vestibular neuritisは，起立，歩行障害の程度で鑑別できます．でも，「通」の人たちのために，眼振から鑑別する方法も考えてみましょう．小脳虫部の障害（pseudo-vestibular neuritis）による方向固定性水平性眼振は，健側下頭位で最も目立ちます．少々ややこしくなりますが，これは，小脳虫部が障害されたことにより，半規管系前庭動眼反射の脱抑制とともに，耳石器系前庭動眼反射の脱抑制も生じたためと考えられます[3]．一方，前庭神経炎でも，眼振はやはり健側下頭位で悪化します（→060頁，column「前庭神経炎の頭位による眼振の変化」参照）．ただし，小脳虫部障害の眼振は患側向きで，前庭神経炎の眼振は健側向きなので，

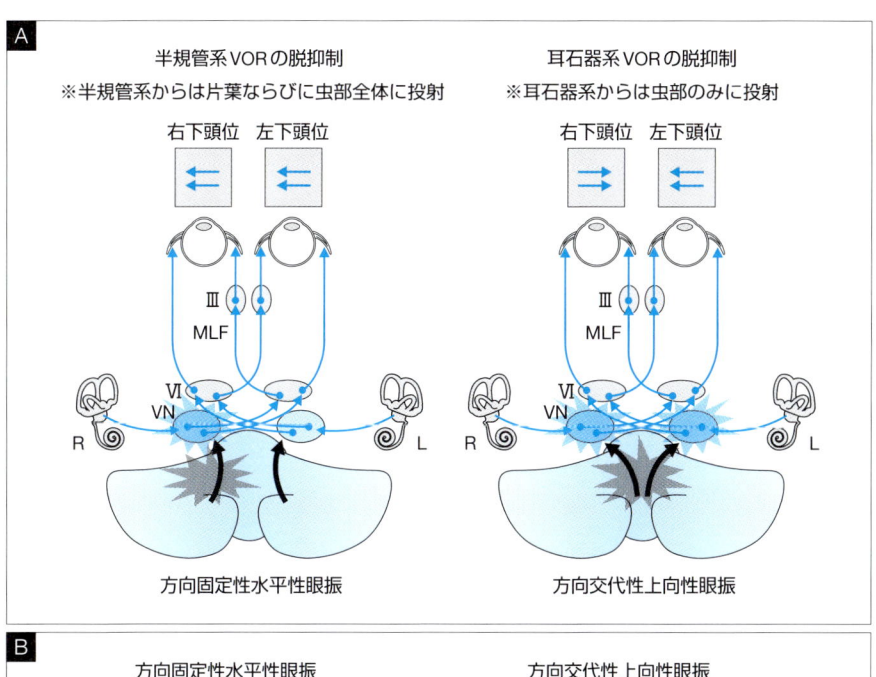

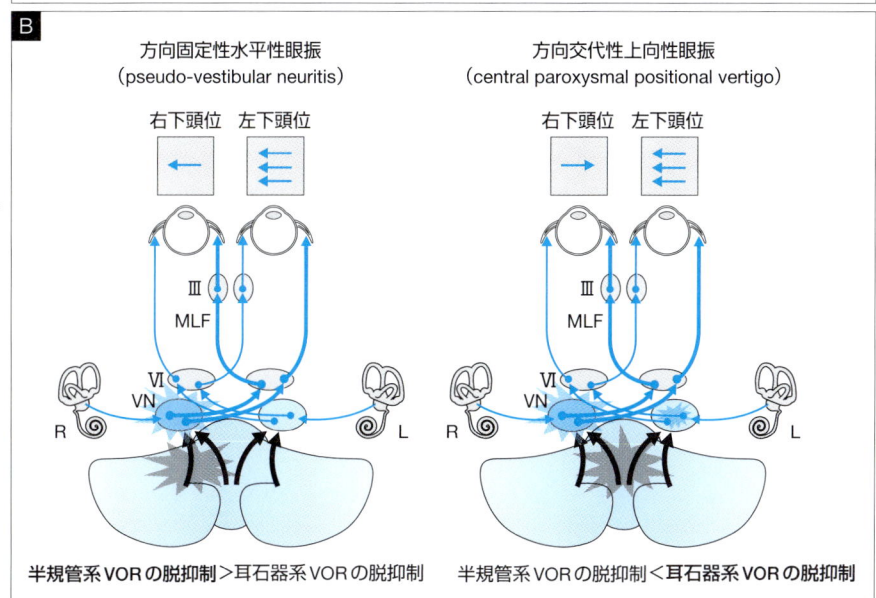

図41 小脳障害による方向固定性水平性眼振と方向交代性上向性眼振の機序

A：半規管系前庭動眼反射は小脳の片葉と虫部の両方により，耳石器系前庭動眼反射は小脳虫部のみにより，抑制的に制御されている．小脳障害により半規管系前庭動眼反射に脱抑制が生じると，眼球は健側に偏倚し，患側向き方向固定性水平性眼振が生じる．一方，耳石器系前庭動眼反射に脱抑制が生じると，右下頭位でも左下頭位でも眼球は地面方向に偏倚するために，方向交代性上向性眼振が生じる．

B：実際の小脳障害では，半規管系前庭動眼反射と耳石器系前庭動眼反射の両方が影響を受けるため，方向固定性水平性眼振と方向交代性上向性眼振が合わさった眼振が出現する．したがって，半規管系前庭動眼反射の脱抑制のほうが強ければ，健側下頭位で最も増強する患側向き方向固定性水平性眼振となり，耳石器系前庭動眼反射の脱抑制のほうが強ければ，やはり健側下頭位で最も増強する方向交代性上向性眼振となる．実際，小脳梗塞の例を集めてみると，梗塞が虫部から外側に及べば方向固定性水平性眼振がみられることが多く，虫部に限局していれば，方向交代性上向性眼振がみられることが多い．

VOR＝vestibulo-ocular reflex：前庭動眼反射

眼振の最も目立つ健側下頭位での眼振の向きは，両者でまったく逆になるのです．

結論をわかりやすく言ってしまうと，**右下頭位と左下頭位の眼振を比較し，眼振が目立つほうの頭位をとったときに，その眼振が上向き（天井向き）なら小脳虫部障害の可能性があり，その眼振が下向き（地面向き）なら，ほぼ末梢性の前庭神経炎と考えてよい**，ということになります[図42][3]．

Advanced Study

小脳虫部の血管障害による方向固定性水平性眼振（pseudo-vestibular neuritis）と方向交代性上向性眼振（CPPV）の違い

まだマニア向けの内容が続きますので，普通の人は飛ばしてください．

小脳虫部の血管障害による pseudo-vestibular neuritis と CPPV は，責任病巣の部位が類似しています．健側下頭位で上向きの眼振が目立つ点も共通です[図43]．それどころか，pseudo-vestibular neuritis から CPPV に移行する例もあるのです．これは，両者の病態機序が類似していることを示唆しています．そこで私たちは，もう少し詳しく，pseudo-vestibular neuritis と CPPV の責任病巣を比較してみました．すると，出血で生じた両者の責任病巣は区別がつきませんでしたが[図43]，責任病巣が後下小脳動脈（PICA）領域の梗塞の場合，pseudo-vestibular neuritis は PICA の外側枝と内側枝の両方にまたがる梗塞が多かったのに対し，CPPV は内側枝のみの梗塞が多いことが判明しました[図44]．pseudo-vestibular neuritis も CPPV も，半規管系前庭動眼反射と耳石器系前庭動眼反射の両方が脱抑制されています．そして，半規管系前庭動眼反射の脱抑制が強いと pseudo-vestibular neuritis（方向固定性水平性眼振）になり，ほぼ耳石器系前庭動眼反射の脱抑制のみだと CPPV（方向交代性上向性眼振）になると推測されています[図45][3]．半規管系前庭動眼反射の抑制には虫部と片葉の両方が関与し，耳石器系前庭動眼反射の抑制には虫部のみが関与するので，PICA の梗塞が外側に及べば pseudo-vestibular neuritis になり，内側に限局すれば CPPV になるという私たちの観察結果は，確かに理にかなっています．

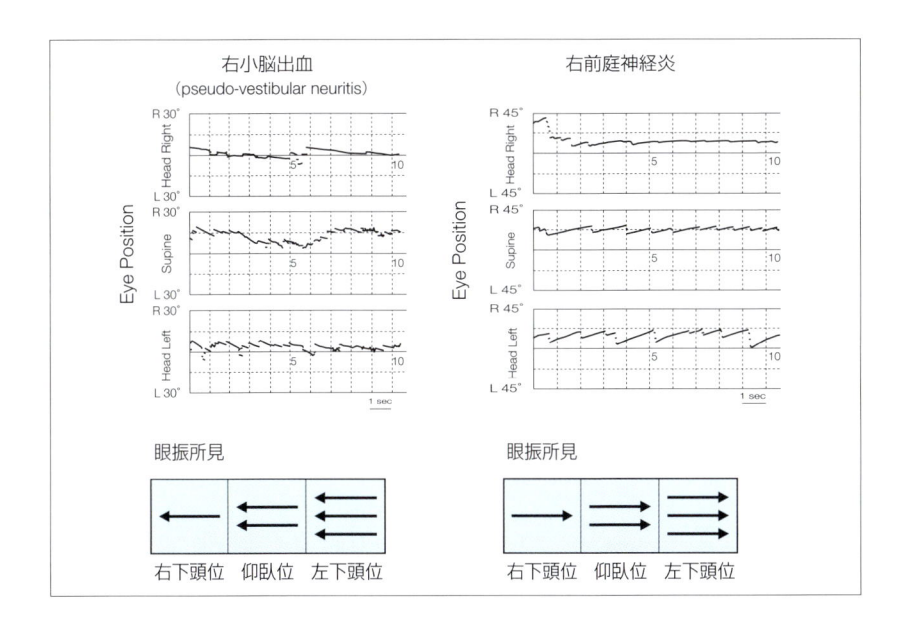

図42 小脳虫部障害による pseudo-vestibular neuritis と末梢性の前庭神経炎の鑑別
　右下頭位と左下頭位の眼振を比較し，眼振が目立つほうの頭位をとったときに，その眼振が上向き（天井向き）なら小脳虫部障害の可能性があり，その眼振が下向き（地面向き）なら，ほぼ末梢性の前庭神経炎と考えてよい．

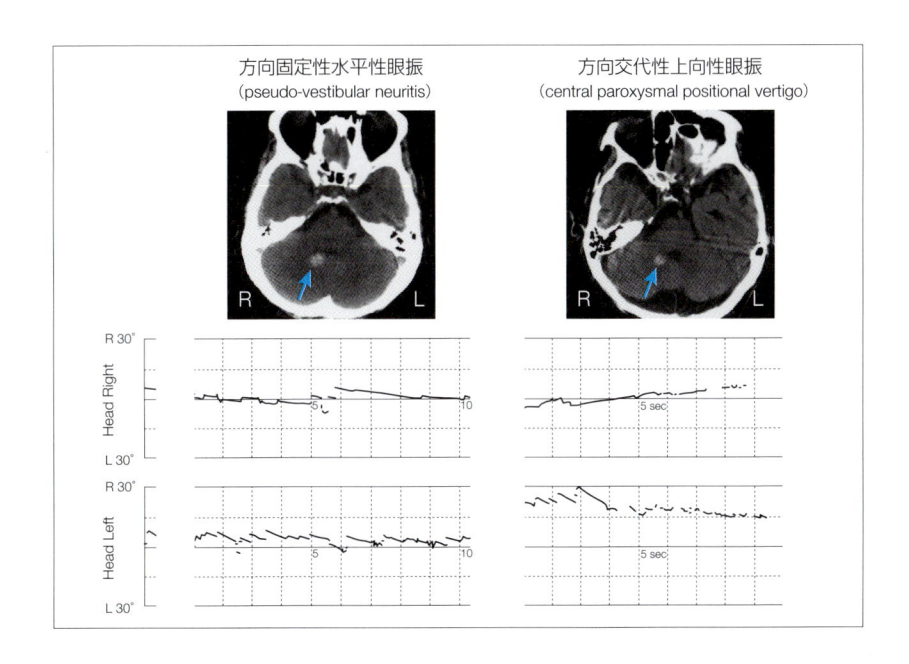

図43 小脳障害による方向固定性水平性眼振と方向交代性上向性眼振
　病変部位が小脳虫部近傍である点（矢印）や健側下頭位で上向性眼振が目立つ点など，両者には共通点が多い．

> **Point** 末梢性めまいと間違えやすい中枢性めまいの眼振のまとめ
>
> ①脳幹障害
> ・方向固定性水平性眼振（水平回旋混合性眼振）
>   脳幹障害なので，めまい以外のわかりやすい神経症候がある
>   （ワレンベルグ症候群，AICA症候群）
>
> ②小脳障害
> ・方向固定性水平性眼振
> ・方向交代性上向性眼振
>   小脳虫部障害なので，起立，歩行障害が目立つ（体幹失調）

Column 小脳の血管障害での眼振の頻度

　小脳の出血や梗塞では，実はたいていの患者で眼振が出ていると考えている専門家もいます．脳卒中の初期救急対応に追われ，眼振をちゃんとみていないだけだというのです．そこで，実際に調べてみることにしました．初療時に，小脳の血管障害の患者すべてにおいて，注視誘発眼振とFrenzel眼鏡を用いた自発眼振の有無を確かめてみたのです．すると，注視誘発眼振は全体の3割程度，自発眼振は軽微なものまで含めると2割程度にみられました．確かに眼振が見逃されている場合もあるようですが，たいていの患者に出ているわけではありません．なお，こうした眼振のほとんどは，病変が小脳だけではなく，脳幹にまで及ぶ患者にみられました．

　ちなみに，めまい以外の神経症候がわかりにくい，小脳下部に限局した病変で，眼振が出現することは，ほとんどありません（こうした小脳下部の限局性病変で方向固定制水平性眼振が出ればpseudo-vestibular neuritisで，方向交代性上向性眼振が出ればCPPVです）．

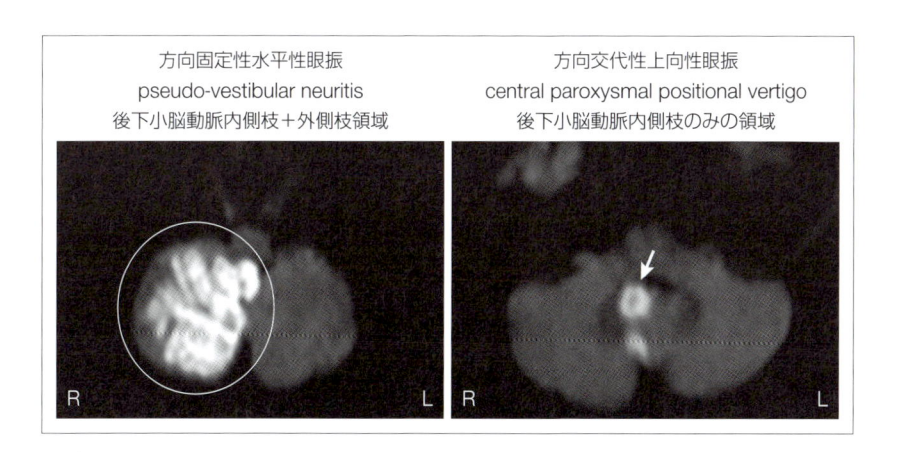

図44　後下小脳動脈領域の梗塞による方向固定性水平性眼振と方向交代性上向性眼振
　後下小脳動脈（PICA）領域の梗塞の場合，pseudo-vestibular neuritis は PICA の外側枝と内側枝の両方にまたがる梗塞が多かったのに対し（丸囲み），CPPV は内側枝のみの梗塞が多い（矢印）.

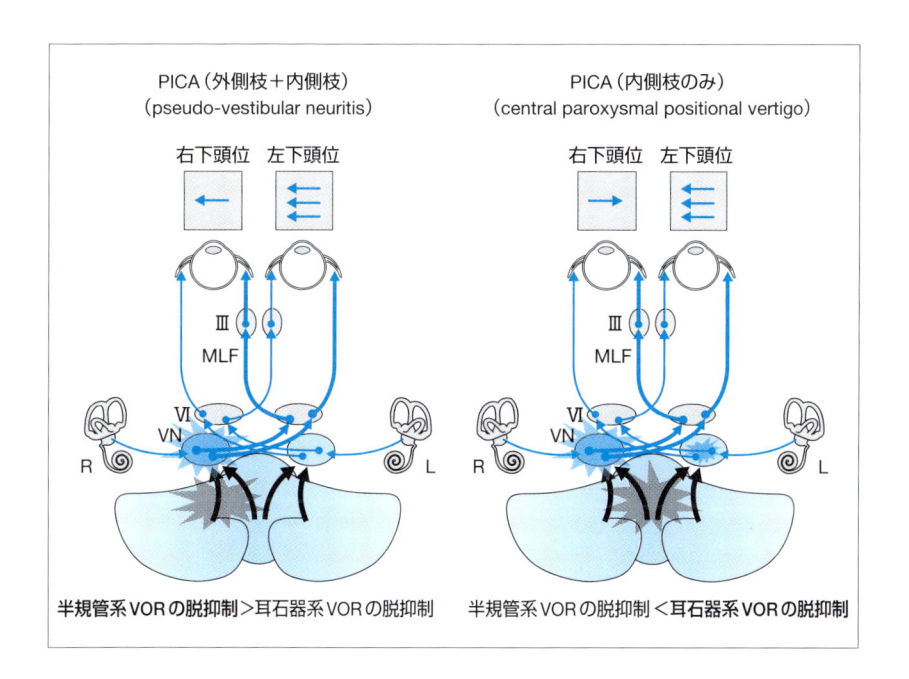

図45　後下小脳動脈領域の梗塞による方向固定性水平性眼振と方向交代性上向性眼振の機序
　後下小脳動脈（PICA）領域の梗塞では，PICA の内側枝と外側枝の両方に梗塞が及び，半規管系前庭動眼反射の脱抑制も強く出現すれば，健側下頭位で最も増強する患側向き方向固定性水平性眼振となる．一方，PICA 内側枝領域に梗塞が限局すれば，耳石器系前庭動眼反射の脱抑制が前景に立ち，健側下頭位で最も増強する方向交代性上向性眼振となる．

症例 右延髄外側梗塞＝ワレンベルグ症候群

　心房細動のある 85 歳男性．昼に突然回転性めまいと悪心，嘔吐が生じた．動こうとしても右によろけてしまい，歩けないため，救急要請して当科に搬送された．軽度の構音障害，左向き（眼球の上極が患者の左耳に向かう）純回旋性眼振［図 46］，右上下肢の小脳性運動失調，左手足の温痛覚低下を認めたことから直ちに延髄外側梗塞を疑い，脳 MRI で確認した［図 47］．心房細動による心原性塞栓で，右椎骨動脈が閉塞したことが原因であった［図 47］．急性期にヘパリンを投与し，のちにワルファリン内服に切り替えて加療したところ，約 1 か月後には，ほぼ後遺症なく改善した．

　脳幹の障害によるめまいには，わかりやすいめまい以外の神経症候が伴います．本例では，構音障害（パタカ），右上下肢の小脳性運動失調（指鼻試験，膝踵試験），左上下肢の温痛覚低下がこれに相当します．この他にも延髄外側梗塞では，患側の顔面の温痛覚低下（三叉神経脊髄路核障害）やホルネル症候群がみられることがあります．なお，延髄外側梗塞では，外側を通る「外側脊髄視床路」の障害により，温痛覚は低下しますが，内側にある「内側毛帯」は障害されないため，深部感覚は正常です．また，延髄の障害では，体が障害側に引っ張られるようなよろけ方をします（truncal lateropulsion）．純回旋性眼振もしばしばみられます．ちなみに向きは，健側に眼球の上極が向かう方向です．

▶ truncal lateropulsion
体軸が一側に傾斜して転倒しがちになっている状態．ワレンベルグ症候群では，前庭神経核障害による ocular tilt reaction（→ 093 頁，図 36 参照）により，体幹が患側に傾斜する．

症例 左後下小脳動脈梗塞

　高血圧，糖尿病，心房細動のある 86 歳女性．トイレに行った際に倒れ，めまいとふらつきでその後も動けなかったために救急要請し，当院に搬送された．四肢に明らかな麻痺や運動失調はなく，自由に動かすことが可能であったが，立位保持や歩行はどうしてもできなかった．なお，軽度の構音障害も認めたが，高齢であることから，今回新たに加わった症状かどうかの判断はできなかった．末梢性めまいを念頭に行った頭位眼振検査や頭位変換眼振検査では，Frenzel 眼鏡を装着しても明らかな眼振を認めず，注視誘発眼振もなかった．立たせてみると体幹失調が明らかであったため，脳 MRI を施行して，左後下小脳動脈領域の梗塞を確認した［図 48］．心原性塞栓としてヘパリン，ワルファリンで加療を行い，立位歩行訓練継続のために，3 週間後に回復期リハビリテーション病院に転院した．

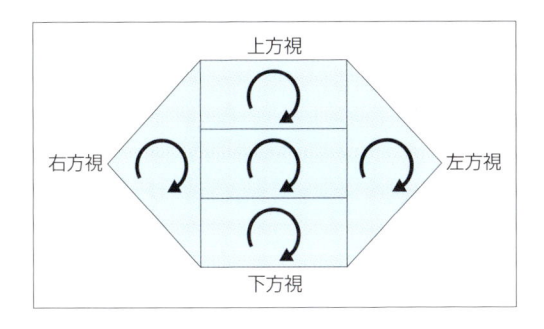

図46 症例（右延髄外側梗塞＝ワレンベルグ症候群）の眼振所見
　眼球の上極が患者の左へ向かう方向の純回旋性眼振を認めた．右延髄外側梗塞では，他にも左向き方向固定性水平性眼振や左向き水平回旋混合性眼振などが出現しうる．

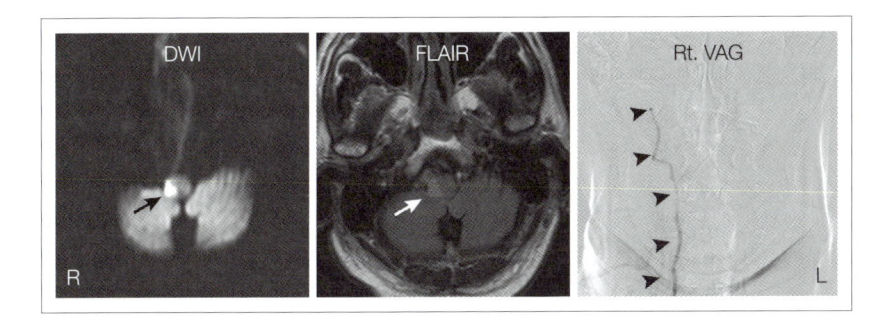

図47 症例（右延髄外側梗塞＝ワレンベルグ症候群）の画像所見
　MRI拡散強調画像で，右延髄外側に高信号として描出される梗塞を認めた（黒矢印）．同部は既にFLAIR画像でも淡い高信号を呈していた（白矢印）．血管造影検査により，延髄外側梗塞の原因は，心原性塞栓による右椎骨動脈の閉塞が原因であることを確認した（矢印頭）．

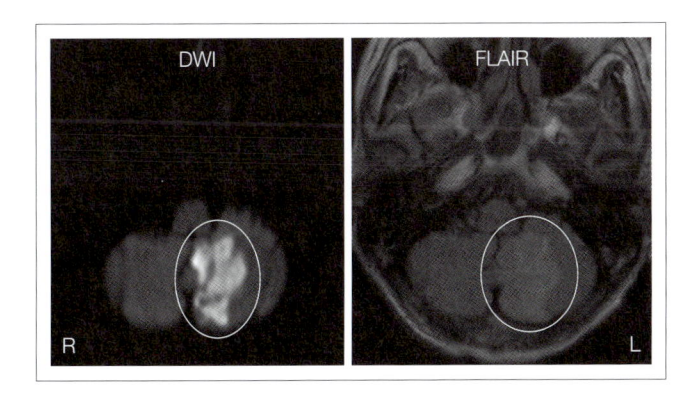

図48 症例（左後下小脳動脈梗塞）の画像所見
　MRI拡散強調画像で，左後下小脳動脈内側枝領域の梗塞を確認した（丸囲み）．同部はすでにFLAIR画像でも淡い高信号を呈していた（丸囲み）．

小脳下部（後下小脳動脈領域）の梗塞は，麻痺や感覚障害，眼球運動障害，構音障害，四肢の運動失調はきたしません．そして多くの場合，頭位眼振検査や頭位変換眼振検査でも，たいした眼振を認めません（眼振の項で説明したpseudo-vestibular neuritisやCPPVは例外中の例外です）．もちろん注視誘発眼振がみられることもまれです．でも，ベッド上に寝かせきりの状態での診察では，決め手となる神経症候に欠ける小脳下部梗塞も，ベッドから起こして立たせたり歩かせたりしてみると，顕著な体幹失調にすぐに気づくことができます．手足に麻痺があるわけでもないし，たいした眼振があるわけでもないのに，どんなにがんばってもふらついて歩けなくなってしまうのです．

　めまい患者を立たせたり歩かせたりするのには，最初はちょっと抵抗があるかもしれませんが，体幹失調を確認しないと小脳下部障害の有無がわかりませんので，ぜひやってみてください．本例のように脳卒中の危険因子を複数もつ患者では，もし末梢性を疑う眼振がみられたとしても，起立や歩行（体幹失調）のチェックまでしておいたほうが安全です（→ 027頁，第1部のフローチャート参照）．

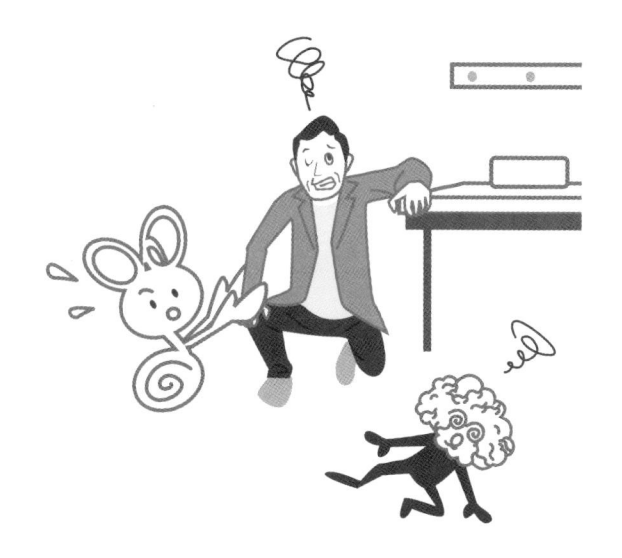

2.9 特殊な脳血管障害によるめまい

　ここまでは，知識の整理がしやすいように，なるべく系統的に説明してきました．ここから先は，特殊な原因によるめまいを，個々に例を挙げて説明していきます．「めまいに対する考え方と診断能力を身につける」という点に関して言えば，ここまで読めばすでに十分です．ここから先は，知っておくと便利な付加知識です．

椎骨脳底動脈循環不全

　椎骨脳底動脈循環不全 (VBI) は，「動脈硬化を起こした椎骨動脈にくっついていた血栓が剥がれ，末梢に流れていって脳幹や小脳の動脈に詰まってしまったが，幸いすぐに自然開通したので，事なきを得た」という状態です．難しく言うと，椎骨動脈の動脈原性塞栓による一過性の神経症状，となります．椎骨脳底動脈系の一過性脳虚血発作 (TIA)，と言い換えたほうがわかりやすいかもしれません．

　VBI の神経症状はめまいが最多で，約 2/3 の例にみられます．そして，その VBI のめまいは，突発性で持続が数分程度，という特徴があります．通常，耳鳴りや難聴などの蝸牛症状は伴いません．TIA ですので，その後本格的な脳梗塞に発展してしまう可能性がありますが，MRI で梗塞巣が確認できないうちは，確定診断が困難です [図49]．脳の虚血症状なので，基本的には脳梗塞と同様に，めまい以外の神経症候を伴うことが多い……はずなのですが，患者自身がめまいばかりに気をとられていると，めまい以外の症状を説明するまでに至らず，「単独めまい」になってしまいます．したがって，問診のときに医療者側から，めまい以外の症状があったかどうか，具体的によく聞いてみる必要があります．ちなみにめまい以外の神経症状で最も多いのは，構音障害です．

▶椎骨脳底動脈循環不全
vertebrobasilar insufficiency : VBI

▶一過性脳虚血発作
transient ischemic attack : TIA

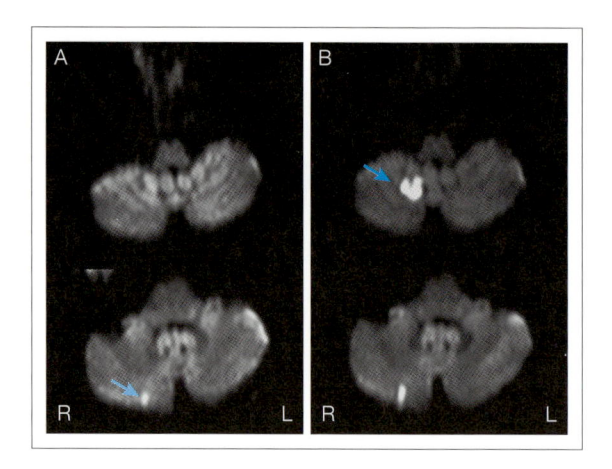

図49 椎骨脳底動脈循環不全

高血圧と糖尿病で通院中だった70歳女性が,突然5分ぐらいめまいが生じたために来院した.来院時には症状がなかったためいったん帰宅したが,その日の夕方に再度めまいが生じ,構音障害も伴ったために再受診した.夕方再受診したときのMRI拡散強調画像(A)で,おそらく最初の一過性めまい発作の責任病巣と考えられる右小脳半球の微小梗塞(薄青矢印)を認めた.翌日のMRI拡散強調画像(B)では,2回目の構音障害を伴うめまいの責任病巣と考えられる小脳虫部の梗塞(濃青矢印)が新たに出現していた.脳MRIの拡散強調画像といえども,発症直後の梗塞を検出することはできないことに注意.

> **Point　椎骨脳底動脈循環不全を疑わせる臨床所見**
>
> ①脳血管障害の危険因子を複数もっている
> ②突発し,持続が数分のめまいを,数日〜数週にわたり繰り返す
> ③聴力低下や耳鳴りは伴わない
> ④めまい発作時にめまい以外の神経症候もあった(多くは構音障害)
> ⑤めまい発作時に転倒や起立,歩行障害があった
>
> 　現実的には,脳梗塞の危険因子を2つ以上もつ患者が,持続の短いめまいを繰り返した場合,要注意ということです.

Column いわゆる「脳動脈硬化症」との混同

椎骨脳底動脈循環不全（VBI）を，「椎骨動脈や脳底動脈が動脈硬化を起こしたため，小脳や脳幹の血流が慢性的に悪くなり，いつもふらふらしている状態」と，誤解している人がかなりいます．VBIはTIAなので，めまいは急性発症で一過性です．椎骨動脈に高度狭窄があって，血行力学性虚血を生じた状態もVBIと呼ばれますが，何かの拍子に血圧が下がったときに脳幹や小脳の虚血が生じますので，こちらも急性発症で一過性です．

慢性のめまい患者を，動脈硬化が強そうだからといって，安易にVBIと診断しないようにしましょう．

脳底動脈閉塞症

心原性塞栓やアテローム血栓症により脳底動脈が閉塞すると，脳幹と小脳が広い範囲で梗塞に陥ります．最初はめまいや構音障害などの比較的軽い症状しかなくても，数時間のうちにダイナミックに症状が変化し，進行します．脳底動脈が再開通しないと，死亡率は8割にも及びます．「めまい」で来院したはずの患者なのに，救急外来であれよあれよという間に麻痺や意識障害が進行し，最終的には四肢麻痺や死亡に至るので，苦い経験として記憶に残っている方も多いはずです．基本的には脳幹と小脳の梗塞なので，来院したときに「中枢性めまい」と診断をつけることは，それほど困難ではありません．しかし，いくら適切に診断し，時をあやまたず直ちに治療を開始しても，残念ながら多くの場合，予後不良です［図50］．中枢性めまいが，必要以上に怖がられている最も大きな原因が，この脳底動脈閉塞症でしょう．

Point 脳底動脈閉塞症

①中枢性めまいであることは容易に診断できる
②症状がダイナミックに変化する（診察室で麻痺や意識障害が急速に悪化したりする）

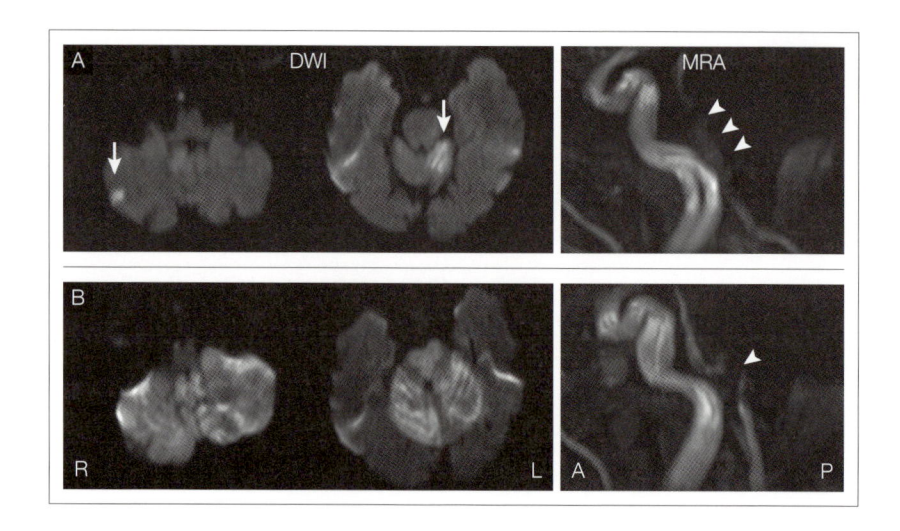

図50　脳底動脈閉塞症

　高血圧の既往のある72歳男性患者が，夜間嘔気とめまいで目が覚め，ふらつきと構音障害も自覚したために救急要請し，来院した．来院時はめまいのほかに構音障害と右上下肢の運動失調を認めるのみであったが，MRI検査後に意識レベルが低下し，四肢麻痺となった．来院時の脳MRI拡散強調画像(A)では，右後下小脳動脈領域と左上小脳動脈領域に微小な梗塞を認めた(白矢印)．MR angiography(右図)では，脳底動脈が閉塞していた(白矢印頭)．MRI検査直後に意識レベルが低下したために，緊急で血栓溶解療法を行ったが，完全な再開通は得られず，翌日のMRI拡散強調画像(B)で，小脳全体と橋が梗塞に陥っていることが確認された．意識レベルはその後も改善せず，寝たきり状態となった．

鎖骨下動脈盗血現象

▶鎖骨下動脈盗血現象
subclavian steal phenomenon

　一側の鎖骨下動脈が狭くなったり詰まったりすると，その先から出ている椎骨動脈が逆流して，上肢（上腕動脈）の血流を補います．この現象が鎖骨下動脈盗血現象です．無症状のことも多々ありますが，詰まったほうの上肢の運動により椎骨動脈の逆流が増え，めまいなどの脳幹や小脳の虚血症状が誘発される場合もあります［図51］．

bow hunter syndrome

　頭部を強く回旋させると，椎間孔を通っている椎骨動脈が，骨棘などによりはさまれて圧迫されることがあります．こうして生じた椎骨動脈の虚血症状がbow hunter syndromeです［図52］．名前は弓を引くときの頭部の回旋に由来します．たいていの場合，圧迫は椎骨動脈の先のほうの第1～2頸椎

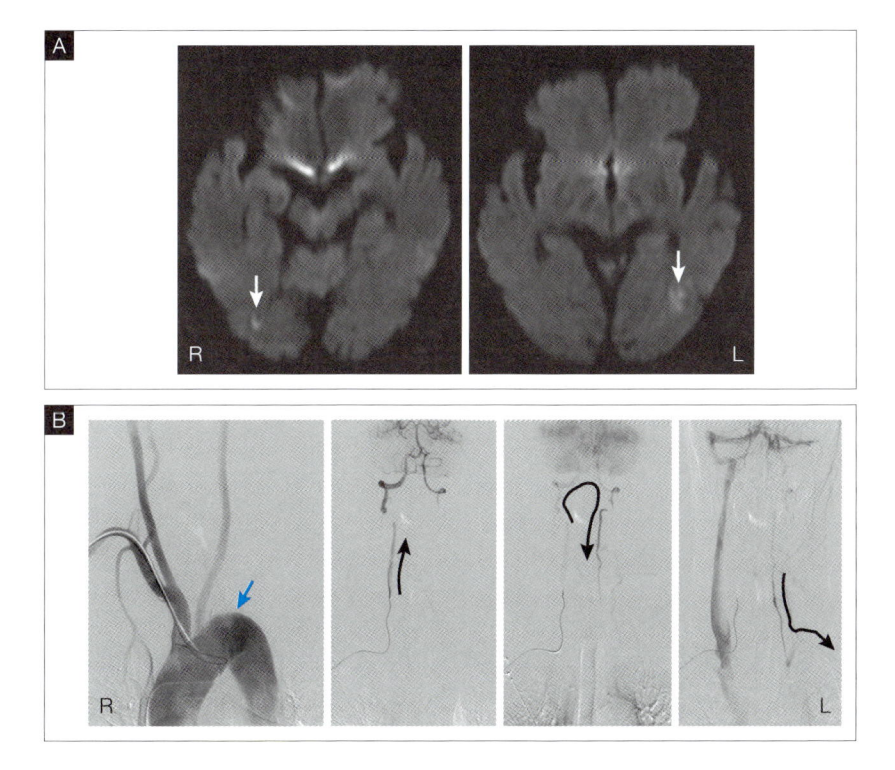

図51 鎖骨下動脈盗血現象

上肢も用いた水中歩行中にめまいが生じ（目の前が真っ暗になった），その後呂律も回らなくなったために救急要請した72歳男性．来院時には眼前暗黒感は改善していたが，構音障害と左手のしびれを認めた．以前から左上肢で測定した血圧が，右上肢で測定した血圧より常に20 mmHg程度低いことを指摘されていた．来院時のMRI拡散強調画像で，後大脳動脈と中大脳動脈の境界領域に両側性の梗塞（白矢印）を認めた（A）．脳血管造影では，左鎖骨下動脈が起始部から造影されず（青矢印），右椎骨動脈を上行した血流が，左椎骨動脈を逆行性に下行し，左上肢へ流入している（黒矢印）のが確認された（B）．左上肢の運動負荷により，椎骨動脈から脳底動脈，後大脳動脈へ至る血流がstealされ，脳虚血を生じたと考えられる．

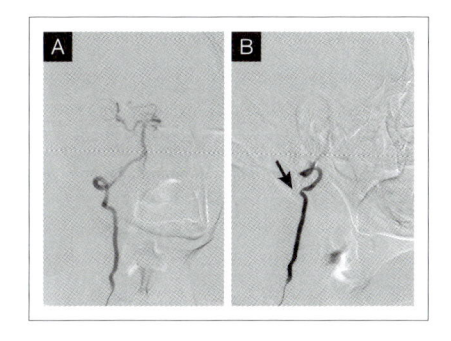

図52 bow hunter syndrome

車の運転でバックする際にいつもめまいがする67歳男性の右椎骨動脈造影検査所見．仰臥位で頭部を左に45°回旋しても（A），右椎骨動脈は正常に流れているが，さらに90°まで回旋すると（B），右椎骨動脈が頸椎（C1-C2）で圧迫されて流れが悪くなる（矢印）．このときにめまいも自覚する．本例では左椎骨動脈はもともと閉塞していた．

レベルで生じます．ちなみに首を反らしたり（頸部の過伸展）ひねったりしたときに，前斜角筋により椎骨動脈起始部が圧迫される状態を，パワーズ症候群と呼びます．

Column 頭痛を伴うめまい

　めまい患者が頭痛を訴えることは珍しくありません．めまいの原疾患が同時に頭痛も起こしていることもありますが，めまいにより頭痛が二次性に誘発されていることもあります．めまいの誘発を防ごうとするあまり，肩や首の筋緊張が亢進し，緊張型頭痛を誘発してしまうからです．

　とりあえず，頭痛を伴うめまいという切り口でまとめてみると，以下のようになります．

①脳出血（特に小脳出血）
②脳動脈解離（特に椎骨脳底動脈解離）
③片頭痛性めまい
④緊張型頭痛に伴うめまい

　小脳出血は，脳卒中による急性めまい（→081頁，「小脳病変」の項参照）でも説明しましたが，急性発症のめまいや嘔吐とともに，頭痛もきたすことがあります．出血部位はたいてい小脳半球の要である歯状核付近なので，わかりやすい四肢体幹の小脳性運動失調がみられ，中枢性めまいの診断は容易です．ちなみに小脳出血の場合，血腫が増大したり浮腫が増強したりすると，すぐ前にある脳幹を圧迫してしまうことがあります．そうなると生命に危険が及ぶので，開頭血腫除去術や脳室ドレナージ術が必要になりますが，滅多にあることではありません．

　椎骨動脈解離は，頭痛や後頸部痛とともに，脳幹や小脳の虚血症状が出現します．「脳幹や小脳の虚血症状」ときたら，皆さんならもう，第1部で紹介したフローチャート（→027頁）を用いて，何の問題もなく診断できてしまうと思います．

　片頭痛性めまいは，片頭痛患者に反復性に生じるめまいです．最近とみに注目を浴びていますが，概念自体は今ひとつ定まっていません．片頭痛患者に原因不明の反復性のめまい発作があるときに疑います．ややこしいことに，めまい発作と頭痛がばらばらに起きることもあります．一応，頭痛がない場合にも，片頭痛発作時のような光過敏や音過敏を伴うことが多いようですが，なかなかすっきり診断できるまでには至っていません．

　緊張型頭痛に伴うめまいは，午後から夕方にかけて悪化する持続性のめまい感

で，歩行時の浮遊感やふらつき感といっためまいになります．朝起きたときには症状はないことが多く，また入浴すると改善したりします．あまり注目はされていませんが，患者数自体は極めて多いと考えられています．また，他のめまいの原因と重なって生じ，めまい症状を悪化させている場合もあります．

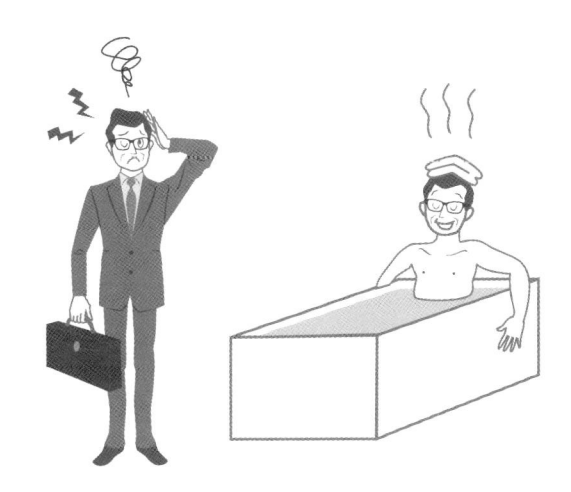

日中は頭が痛いしめまいもする　　　お風呂に入れば極楽!?

2.10 脳卒中以外の原因による中枢性めまい

　脳卒中以外の疾患でも，脳幹や小脳に病変があれば中枢性めまいの原因になります．もちろん原疾患が異なるだけで，その他は脳卒中の場合とまったく変わりはありません．もう少し具体的にいうと，脳卒中以外が原因であっても，中枢性めまいであることは，第1部のフローチャート（→ 027 頁）からすぐに判明します．そして，第2部を読んだ皆さんは，障害された部位も，およそ見当がつくはずです．あとは年齢や発症様式，疾患に特異的な症状（もしあれば）などから原疾患を判断し，MRI などの検査で確認すればよいのです．

腫瘍性疾患

　脳幹や小脳に生じた脳腫瘍は，もちろん中枢性めまいの原因になります．ここまで説明してきた脳卒中との最大の違いは「発症様式」です．急性発症する脳卒中と異なり，脳腫瘍のめまいは，多くの場合，数週〜数か月かけて徐々に悪化する経過をたどります．ただし，腫瘍であっても，経過中に出血したり，てんかん発作を誘発したり，増大する過程で局所の循環障害や浮腫が悪化したりすることがあるので，急性発症のめまいで受診することもあります．でも，発症様式がどうであれ，その他の特徴は脳卒中によるめまいと同様なので，もし経過から腫瘍を予想できなくても，第1部で紹介したフローチャートに当てはめれば中枢性めまいと診断がつき，その後の画像検査で，おのずと腫瘍であることが判明します［図53〜55］．

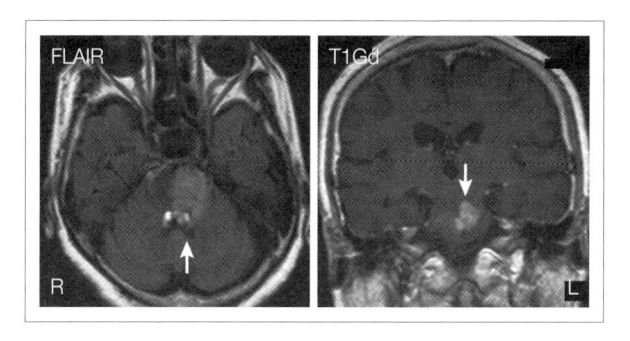

図53 橋神経膠腫
約1か月前から生じためまい感と右手のしびれを自覚するようになった71歳女性．来院時に両眼の外転障害と右不全片麻痺を認めた．MRIのFLAIR画像で橋に広がる高信号領域を認めた（左）（矢印）．同部はT1強調画像において造影剤で増強される（右）（矢印）．

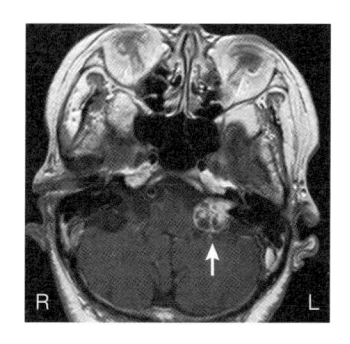

図54 小脳橋角部腫瘍
3か月前からめまいとふらつきを自覚している76歳女性．2年前から左の耳鳴りと難聴があり，ここ数か月で左耳はほとんど聞こえなくなった．MRIで増強効果を伴う左小脳橋角部腫瘍（聴神経鞘腫）が判明した（矢印）．

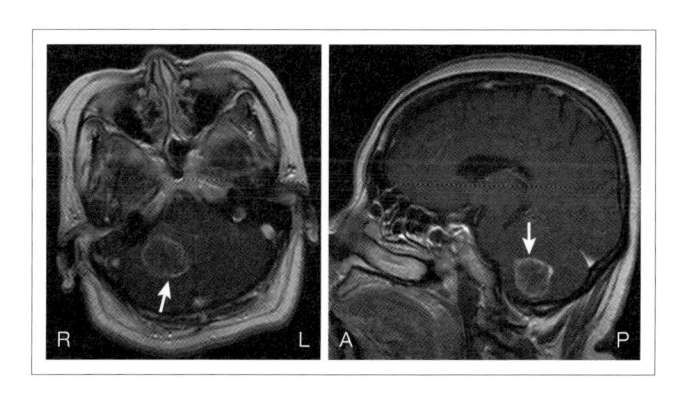

図55 転移性脳腫瘍
大腸癌の既往のある59歳女性．1か月前から頭痛，めまい，ふらつきを自覚するようになり，徐々に悪化して歩行や食事摂取も不能となったため搬送された．MRIで右小脳半球の増強効果を伴う腫瘍を認め（矢印），病理所見から転移性脳腫瘍（大腸癌）と判明した．

脱髄性疾患や炎症性疾患

多発性硬化症

> 多発性硬化症
> multiple sclerosis；MS

脱髄性疾患の代表は多発性硬化症（MS）です．MSは，神経内科ではとても馴染みの深い病気です．脳のあちこちに脱髄が生じ，部位に応じた症状が出ます．脳幹や小脳に脱髄が生じれば，当然めまいも生じます．脳卒中よりは若い人に多く，いったん改善しても，また別の症状が再発することもあります（再発と寛解を繰り返す）．病変の部位診断は脳卒中とまったく同様です．ちなみにMSによる核間性眼筋麻痺は有名ですが，本邦の核間性眼筋麻痺の原因は，MSよりは脳梗塞が多いようです．

Column　核間性眼筋麻痺の原因

欧米では，一側性の核間性眼筋麻痺は脳梗塞が多く，両側性の核間性眼筋麻痺はMSが多いとされています．ところが本邦では，核間性眼筋麻痺であれば一側性であろうと両側性であろうと，橋被蓋部の梗塞が原因の大半を占めることがわかっています．ちなみに，同じように橋被蓋傍正中部の障害（傍正中橋網様体ないし外転神経核の障害）で出現する水平性注視麻痺は，一側性なら橋の梗塞と出血が原因の半々，両側性ならほぼ間違いなく橋出血が原因であることもわかっています．

ベーチェット病

> HLA B51
> human leukocyte antigen B51

本邦を含むシルクロード沿いの国に多いベーチェット病は，脳幹に病変が出やすいことが知られています（脳幹脳炎）．もちろん脳幹の障害なので，めまいとともにめまい以外の神経症候が出現します．呂律が回らなくなったり，麻痺が出たり，歩けなくなったり，はたまた意識レベルが下がったりしますので，末梢性めまいと迷うことはありません．ブドウ膜炎，口腔内や陰部のアフタ性潰瘍，結節性紅斑などの特徴的所見に気づけば，ベーチェット病と診断できます．HLA B51の陽性率が高いため，診断の参考になります［図56］．

opsoclonus-polymyoclonus症候群

opsoclonus-polymyoclonus症候群は，ウイルス感染などを契機に発症す

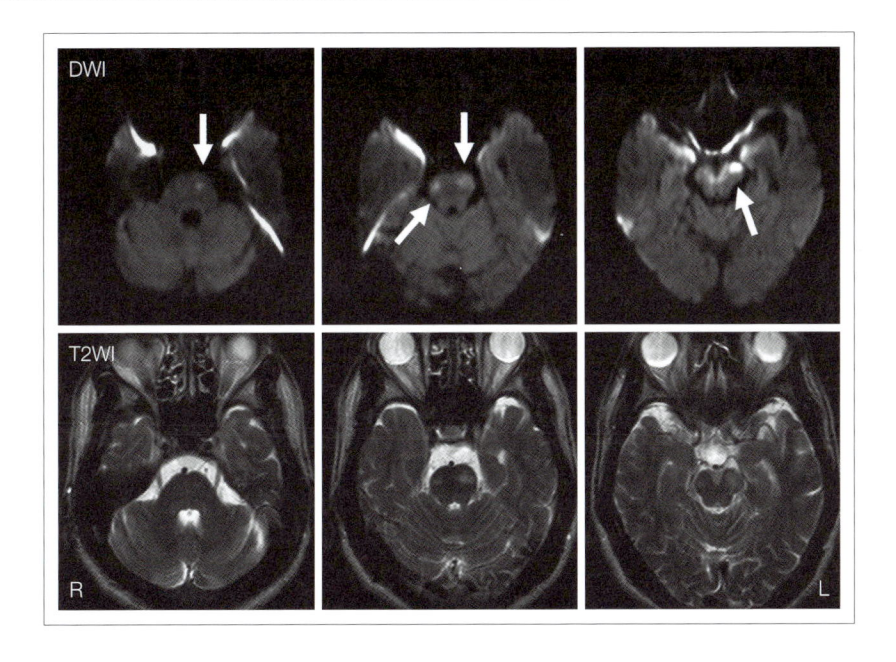

図 56 神経ベーチェット病
　発熱，めまい感，構音障害で来院した 59 歳男性．ブドウ膜炎，口腔内アフタ性潰瘍，外陰部潰瘍，膝関節炎の既往があり，脳脊髄液検査で細胞増多を認めた．MRI では脳幹に病変が多発していた（白矢印）．

る脳幹ないし小脳の炎症です．細菌感染や腫瘍などがきっかけになることもあり，免疫学的機序の関与が推測されています．比較的急性発症の（数日で悪化）めまい，ふらつき，歩行障害で来院しますが，この病気を知っていれば，診断は容易につきます．診断のポイントは，特徴的な異常眼球運動である opsoclonus ないし ocular flutter と四肢のミオクローヌスです．opsoclonus は，多方向性で intersaccadic interval をもたない連続した急速眼球運動が間欠的に出現するという自発性の異常眼球運動で，注視点を変更させると（あちこち見させると）出現頻度が多くなります．まあ，言葉で説明すると難しいのですが，とても印象的な眼球運動なので，一度でも見たことがあればすぐにわかります．より軽症で，急速眼球運動が多方向性ではなく，水平方向のみに出現するものが ocular flutter です［図 57／VTR 14］．四肢のミオクローヌスは，筋肉の身震い様のピクつきで，立位にすると，より増悪します．大きな音（耳の前で突然手をたたく）や叩打でも誘発されます．麻痺や感覚障害，構音障害，四肢の運動失調が目立たないため，特徴的な opsoclonus や ocular flutter に気がつかないと，耳からの末梢性めまいと間違われたりしますが，起立や歩行はかなりおぼつかないですし，起立させるとミオクローヌス

▶ミオクローヌス
筋の素早い不規則な収縮．一般に立位にすると目立ち，四肢や体幹がピクついて不安定になる．

▶intersaccadic interval
1 回の急速眼球運動（衝動性眼球運動）が出現した後，次の急速眼球運動が出現するまでの間隔．網膜に映る目標に向かう急速眼球運動だと出現までに約 200 ミリ秒の時間がかかる．

VTR 14
ocular flutter（17 秒）

も目立ちますので，本書を読んだ皆さんなら末梢性と間違うことはないと思います．

急性小脳炎

感染を契機として，急性小脳炎（急性小脳失調症）を発症する場合もあります．こちらは小児に多く，めまいやふらつき，歩行障害をきたし，opsoclonusやミオクローヌスはありませんが，四肢体幹の運動失調が目立ちます．

代謝性脳症や中毒性脳症

ウェルニッケ脳症

ウェルニッケ脳症は，ビタミン B_1（thiamine）欠乏が原因で発症する脳症で，中脳水道周囲，視床下部，乳頭体，視床内側部に病変が生じ，全方向性の眼球運動障害をきたします．病初期にめまいを訴えることもありますが，すぐに意識障害が進行します．病歴（絶食，ビタミン B_1 を含まない補液の継続）や眼球運動障害から「ウェルニッケ脳症かも？」と疑い，MRIの特徴的所見で確定診断をつけます［図58］．なお，ビタミン B_1 の補充は早ければ早いほどよいので，疑いの段階で投与してしまいます．

フェニトイン中毒

抗てんかん薬であるフェニトインは，量が多すぎると小脳が障害され，めまい，ふらつき，歩行障害をきたします（フェニトイン中毒）．てんかんの患者がふらついて歩けなくなった場合などは，要注意です．一時的な投与量過剰なら，フェニトインを減量すればもとに戻りますが，投与が長期間になると，小脳に不可逆的な萎縮が生じてしまいます．

アルコール性小脳障害

皆さんになじみの深いアルコール（酒）も，小脳にとっては大敵です．長期に大量飲酒を継続すると，小脳が障害されて，酒を飲んでいないときでも，ふらついて歩きにくくなります．ちなみに，アルコール性小脳障害は，体幹失調による歩行障害はきたしますが，四肢の小脳性運動失調や構音障害は目立ちません．この点で，構音障害や四肢の運動失調も目立つ多くの脊髄小脳変性症とは，だいぶ異なります．

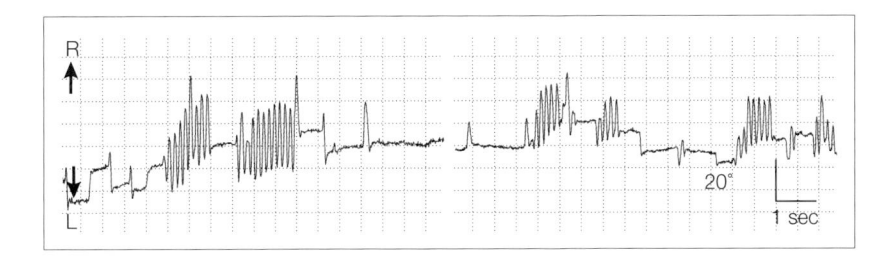

図 57 ocular flutter の電気眼振図所見

この ocular flutter は，結核性髄膜炎の 48 歳男性にみられたものであるが，通常はウイルス感染や腫瘍に伴って出現する．電気眼振図からは，intersaccadic interval を伴わない連続した saccadic intrusion であることがわかる．

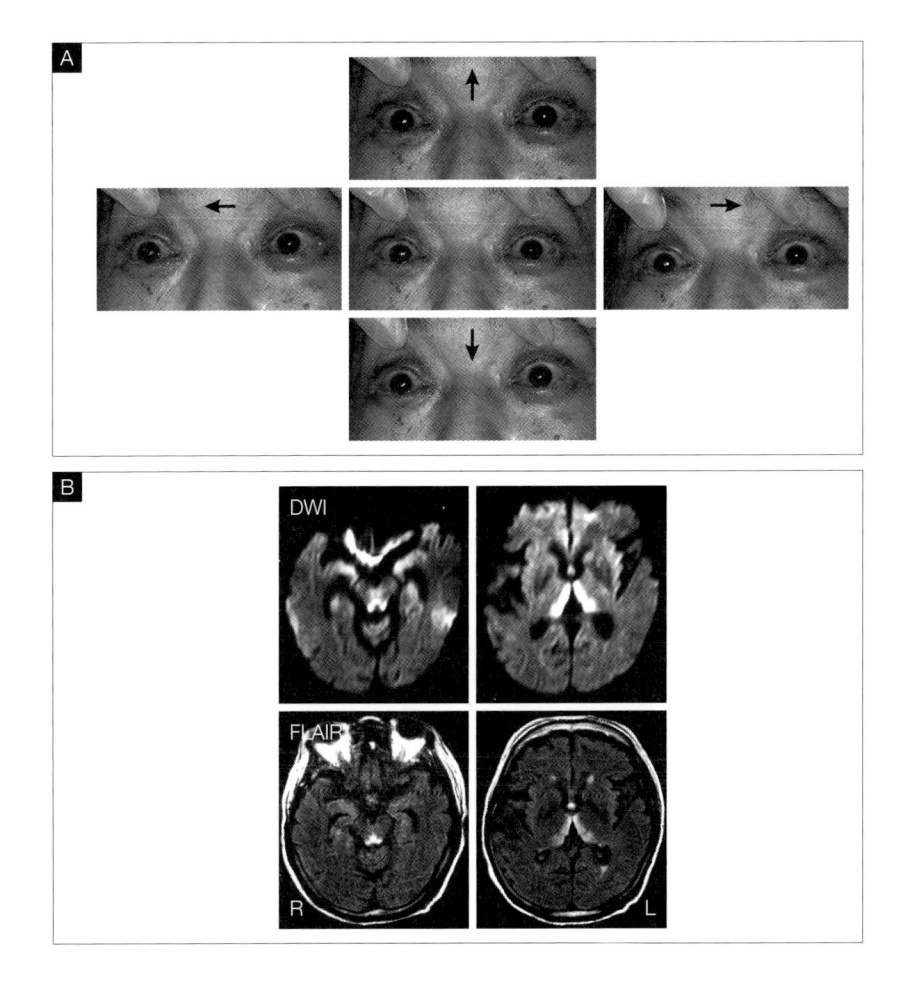

図 58 ウェルニッケ脳症

下顎脱臼のため食事摂取が不十分となり，その後めまい感のため自宅で動けなくなり来院した 55 歳男性．血中 thiamine 濃度は 5 ng/mL 未満であった．眼球運動は全方向で制限され (A)，MRI で特徴的な病変の広がり（中脳水道周囲，視床下部，乳頭体，視床内側部）が確認された (B)．thiamine 補充により症状，MRI 所見とも完全に消失した．

メトロニダゾール脳症

　抗菌薬のメトロニダゾールも，長期間の服用で小脳が障害され，構音障害やふらつき，歩行障害をきたします．めったにあることではありませんが，画像所見が特徴的なので，覚えておいて損はないでしょう［図59］．

　ここに例として挙げた疾患以外にも，主として脳幹や小脳に異常をきたす代謝性脳症や中毒性脳症は，まだまだ数多くあります．でも，脳症であれば，たとえ原因にはたどり着けなかったとしても，中枢性めまいだという判断は，それほど難しくありません．

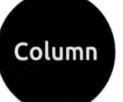

Column　アルコール眼振

　飲酒すると，アルコールにより脳機能が全般に抑制され，歩くのもおぼつかなくなります（急性中毒）．そしてそれだけではなく，アルコールは末梢前庭にも影響を及ぼすことが知られています．飲酒して酔っぱらっているときに，頭位眼振（方向交代性下向性眼振）がみられることがあります．これは，摂取したアルコールにより半規管内のクプラの比重が変わったためです（アルコールが血行性に移行するのでクプラが周囲の内リンパよりも軽くなる!?）．

　酔っぱらうと，末梢前庭の調子も狂ってしまうので，余計にめまいがしてふらついてしまうのです．

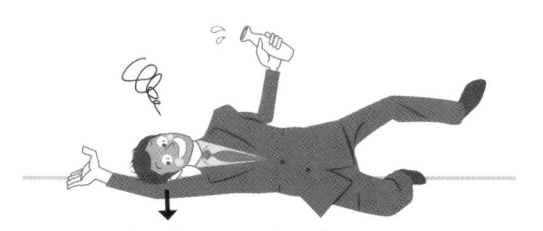

酔っぱらって目が回っちゃった!?

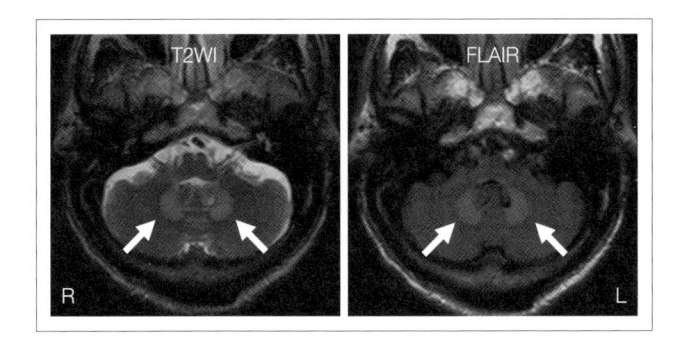

図59　メトロニダゾール脳症
　ふらつきと構音障害が出現し，数日の経過で歩行がほとんどできなくなった71歳男性．肺化膿症のため，2か月前からメトロニダゾールを内服していた．脳MRIで特徴的な小脳歯状核の高信号を認めた．メトロニダゾール内服を中止したところ，ふらつきと歩行障害は徐々に改善した．

Column　薬剤によるめまい？

　別に「中毒」というほど大量に服用しなくても，鎮静作用や睡眠作用のある薬剤は，なんでもめまいやふらつきの原因になりえます．これは脳幹や小脳が特異的に障害されるのではなく，脳の機能が全体的に低下するためです．眠かったりボーっとしたりして，ふらついてしまう状況なので，「めまい」といってよいのかわかりませんが，元気がない高齢者の何気ないふらつきの場合には，一応念頭においておいたほうがよいと思います．

　また，血圧を下げる薬剤も，たまに起立時に血圧が下がりすぎて，めまい（というか立ちくらみ）が起こることがあります．

　ちなみに通常の降圧薬なら，たいていの人は気がつきますが，泌尿器科で用いるαブロッカーは実は意外と起立性低血圧が多く，しかもなかなか気づかれにくいため，注意が必要です．

変性疾患

脊髄小脳変性症

　脊髄小脳変性症は,「いつの間にか発症し,その後何年もかけて徐々に進行する」長い経過のめまいになります.めまいというよりはむしろ,ふらつき感や歩行障害といったほうがよいかもしれません.約3割が遺伝性で,遺伝性の脊髄小脳変性症はさらに病因遺伝子によって,多数に分類されています（新しい遺伝子が次々と発見され,どんどん種類が増えています）.小脳上部が障害されるタイプが多いため,構音障害や四肢の小脳性運動失調が目立ちます [図60].発症初期にめまい（もちろん急性ではなく慢性めまいです）を訴えると,何気ない問診から単独めまいにされてしまったりすることもありますが,ちゃんと診察する皆さんなら,小脳が悪いと気づくと思います.

パーキンソン病

　パーキンソン病は,中脳黒質の神経細胞が減少する疾患で,振戦や固縮,動作緩慢,姿勢反射障害などが徐々に進行します.したがって,ふらつきや歩行障害の原因になります.でも,「めまいがする」といって外来受診することは,まずありませんので,めまいの鑑別診断には,入れなくていいと思います.

認知症

　ちょっと話を広げると,実はアルツハイマー病やハンチントン病,正常圧水頭症などの認知症をきたす疾患は,ほとんどがふらつきや歩行障害の原因になります.認知症は脳の機能が全般に低下した状態ですので,程度に差はあれ,たいていは歩行機能や平衡維持の機能も低下するのです.ただし,もちろん主症状はめまいではなく,物忘れやつじつまの合わない行動です.

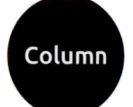

Column　原因不明の反復性前庭障害

　吐気を伴う激しいめまい発作を,ときどき起こす人がいます.たいていの場合,めまいの持続は数時間〜1日程度で,発作間欠期は何の症状もありません.過労やストレスで誘発され,なんとなく発作が起こる前触れがわかる人も多いようです.

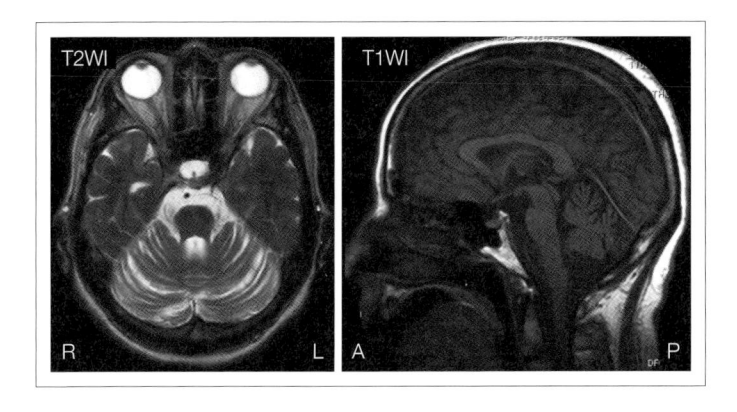

図60 脊髄小脳変性症
　63歳の女性．オリーブ橋小脳萎縮症（多系統萎縮症小脳型：MSA-C）により，数年の経過で徐々に進行したふらつき，歩行障害，構音障害を認める．MRIで小脳と脳幹の萎縮が目立つ．よくみるとT2強調画像で橋に特徴的な横走線維の変性（十字サイン）も認める．診察上は小脳性運動失調が明らかであった．

　発作時にたまたま診察すると，方向固定性水平性眼振や水平回旋混合性眼振がみられたりします．要するに，原因不明の反復性末梢前庭障害です．
　本邦では聴力障害を伴わないメニエール病（前庭型メニエール病）が，そして欧米では頭痛を伴わない片頭痛性めまいが，こうしためまい発作の原因として想定されていますが，正確なところはわかりません．どちらにしても，こうした原因不明の反復性前庭障害の発作予防には，過労を避け，ストレスを除去し，禁酒禁煙と適度な運動を行うことが，有効なことがあります．
　また，メニエール病か片頭痛のどちらかを念頭において，アデノシン三リン酸ニナトリウム水和物（アデホスコーワ顆粒®）ないし塩酸ロメリジン（ミグシス®）を投与してみると，効果がある場合もあります．

Column　片頭痛性めまい？　前庭型メニエール病？

　片頭痛には特徴的な検査所見がなく，また，聴力障害がなければメニエール病の診断も困難です．したがって，「片頭痛性めまい」や，「前庭型メニエール病」には，問診ぐらいしか診断の手掛かりがないのです．おまけに，めまいという訴え自体が極めて非特異的だし，片頭痛とメニエール病の関連性まで指摘されていることもあって，自信をもって片頭痛性めまい，前庭型メニエール病，などと診断することなどとてもできません．というよりも，疾患概念自体がまだ混沌とした状況なのです．

ちなみに，片頭痛とめまいの関連性は現在注目の的なので，簡単な問診だけで安易に確定診断されてしまう傾向もあり，注意が必要です．

Column　失神性のめまい

めまいというよりは立ちくらみです．当然ひどくなれば，意識を失って倒れてしまいます．起立性低血圧や神経調節性失神によるものと，不整脈や心疾患によるものがあります．

起立性低血圧は，血圧を維持する自律神経機能が障害されているために，臥位から立位になると，頭が上がったぶん，物理的に血圧が下がってしまう状態です．神経調節性失神は，不快な環境や不安，緊張，ストレスなどによる交感神経の過緊張状態が持続すると，どこかで交感神経の緊張がガクッと破綻し，急に副交感神経が優位になって，血圧や脈拍が低下してしまう状態です．単純な起立性低血圧と違って，自律神経を介する反射です．しかし，長期の立位も交感神経負荷になりますので，起立性低血圧とは overlap します．薬剤による昇圧のほかに，神経調節性失神の場合には，誘因となる交感神経の過緊張の除去を図ったりします．

一方，心臓にもともと問題があると，やはり脳全体の血流低下の原因になります．刺激伝導系の問題なら，頻拍や除脈を生じますし，弁膜症や心筋症があれば，心拍出量が低下します．生命予後良好な若い人の神経調節性失神と異なり，心疾患に伴う失神は高齢者に多く，突然死の原因になります．したがって，心疾患が原因の失神ないし前失神（失神一歩手前の気が遠くなるような感覚）が疑われるようなら，早いところ循環器科に任せてしまいましょう．

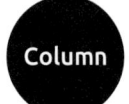

Column　血圧低下とめまい

血圧が下がると脳の機能が全体的に低下します．すると意識が遠のいてふらふらします．いわゆる立ちくらみです．患者の話をきちんと聞けば，「これはめまいというよりは立ちくらみだろうな」という見当も，すぐについてしまいます．しかし，もともと椎骨動脈に高度狭窄があると，血圧が下がったときに椎骨脳底動脈系の血流がガクッと下がり，その結果，側副血行路の乏しい前下小脳動脈末梢に位置する末梢前庭などの機能が低下して，回転性めまいになることもあります．ただし，これは血行力学性虚血による椎骨脳底動脈循環不全として扱ったほうがよいと思います（→ 107 頁,「椎骨脳底動脈循環不全」の項参照）．

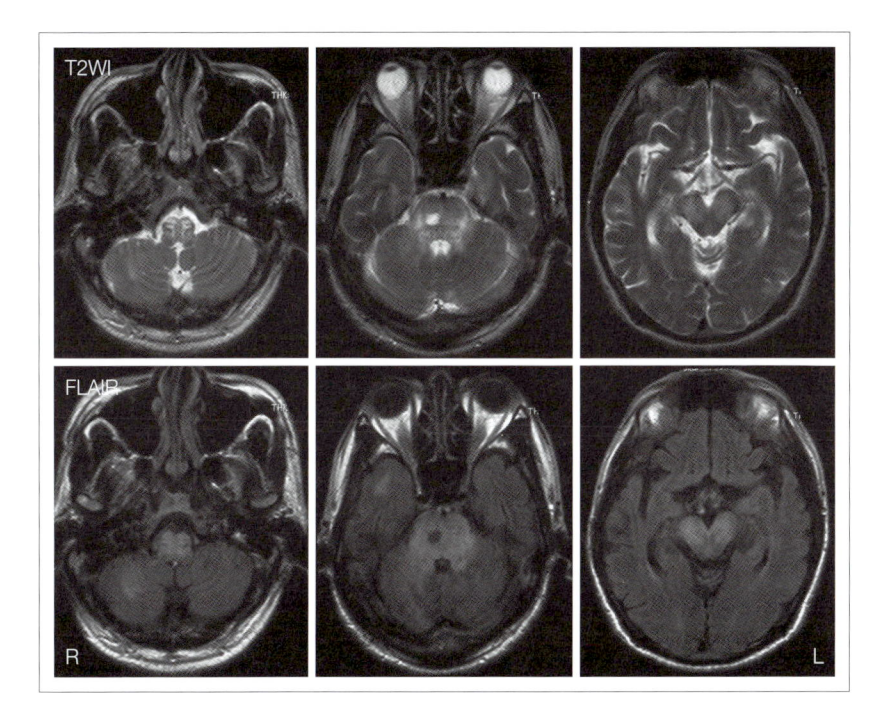

図61　hypertensive brainstem encephalopathy
ボーっとしてふらつく，歩きづらい，という症状で来院した46歳男性で．来院時血圧が221/141 mmHgあった．脳MRIではT2強調画像（上段）やFLAIR画像（下段）で脳幹が高信号を呈している．

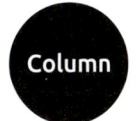

Column　血圧上昇とめまい

　一般に血圧が上昇してもめまいは起こりません．でも，普段あまり血圧が高くない人の血圧が急に上昇すると，その圧に耐えかねて脳血液関門が破綻し，脳症を起こすことがあります．通常は，こうした脳症は大脳の後頭葉に生じるため，頭痛や視覚異常から痙攣や意識障害に進行する経過をたどります．子癇に伴う脳症などがこれに相当します［可逆性後頭葉白質脳症（PRES）］．

　ところが，高血圧によるPRESには，脳幹に生じる亜型があります（hypertensive brainstem encephalopathy）．こちらだと，痙攣や意識障害などの派手な症状はなく，「なんとなくボーっとしてふらつくので歩きにくい」といった程度の症状しか出しません．このような場合は，血圧上昇によるめまい（ふらつき）と言ってもよいかもしれません．ちなみにMRI所見のほうは臨床症状と違ってとても派手で，脳幹がT2強調画像でみると真っ白になっています［図61］．

▶可逆性後頭葉白質脳症
posterior reversible encephalopathy syndrome；PRES

Column 乗り物酔い

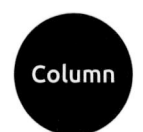

　たとえば車に乗って本を読んでいると，前庭感覚は，揺れや加速度から体が移動しているという情報を伝えますが，視覚は，自分に対して本が静止しているので，動いていないという情報を伝えます．こうした感覚情報のミスマッチが継続すると，ある時点で，嘔吐などを伴う不快な反応が引き起こされます．これがいわゆる乗り物酔いです．感覚情報のミスマッチから乗り物酔いへの移行は，不快な環境やストレス，不安，緊張などで促進されます．ちなみに，単に感覚情報のミスマッチのみでは，まだ乗り物酔いではありません．したがって，乗り物酔いへの対策は，それぞれの段階で考えていく必要があります．

　具体的には，まず，原因となる感覚情報のミスマッチがなるべく少なくなるように，乗り物には進行方向向きに座り，周囲の静止したものではなく外の景色を見るようにします．また，日ごろから体操やでんぐり返し !? をして，ミスマッチに慣れておくことも有効です．次の段階の，ミスマッチから不快な反応（乗り物酔い）への移行を防ぐためには，誘因となる環境要因を整えたり（衣服を緩め，快適な温度設定にする），抗不安薬で不安緊張を軽減したりするとよいでしょう．そして最終的に乗り物酔いが引き起こされてしまったら，制吐薬で吐気を抑えるようにします．

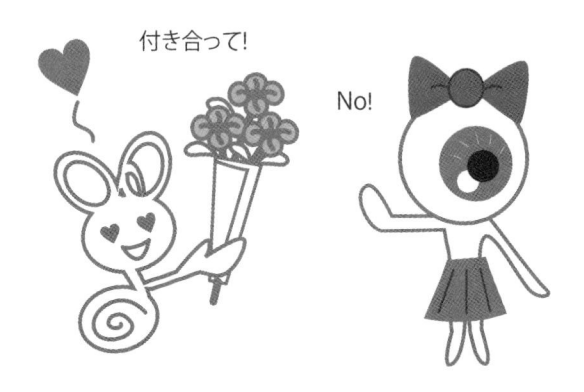

前庭感覚と視覚のミスマッチ !?

2.11 原因不明の慢性めまい

　最後に，原因不明の慢性めまいの原因と対策について，触れておきます．「原因不明のめまいの原因……」などと書き始めると，なにやら禅問答のようですが，「原因不明」のめまいとは，要するに神経学的診察や脳の画像検査，平衡機能検査などをしても，たいした異常所見が見つからないめまいのことです．こうしためまい患者は，何科を受診しても，「異常ありません，歳のせいだから仕方ありません，気のせいです」と言われるばかりで，それ以上の検索をしてもらえません．でも，麻痺や小脳性運動失調がなく，脳のMRIも特に問題を認めず，Frenzel眼鏡をつけても目立った眼振が出てこないめまいは，本当にすべて歳のせいなのでしょうか？

　私たちは，こうした「原因不明のめまい」のいくつかについて，研究を進めてきましたので，ここで紹介しておきます．

"遷延性"，"不顕性"，"くすぶり型"の良性発作性頭位めまい症

　診察所見も脳のMRI所見も正常で，Frenzel眼鏡を用いても頭位眼振や自発眼振を認めない（正確には，ちょっと見ただけではわからない）慢性めまい患者に，CCDカメラ内蔵型のFrenzel眼鏡を装着し，ビデオ眼振図を記録しながら頭位眼振検査をじっくり行ってみると，通常のFrenzel眼鏡で肉眼的に観察したのではわからない極めて軽微な，方向交代性上向性眼振が検出されることがあります[5]．

　方向交代性上向性眼振は，良性発作性頭位めまい症（外側半規管型クプラ結石症）を示唆する眼振ですが，あまりにも軽微なために，日常診療では気づかれなかったのです［図62］．もちろん良性発作性頭位めまい症以外の原因で，こうした眼振が出る場合も多いと思われます．でも，軽微な方向交代性眼振

が出ている慢性めまい患者は，過去に典型的な良性発作性頭位めまい症を経験していることが多く，しかも，良性発作性頭位めまい症の理学療法であるBrandt-Daroff法（→055頁）の反復により，めまいも眼振も一緒に治ってしまうことがあるのです．

こうした患者のめまいの原因は，極めて軽症で特徴的な眼振がわかりにくく，しかも遷延している良性発作性頭位めまい症と考えると説明がつきます[5]．「良性発作性頭位めまい症になり，その後半規管に迷入した耳石はあらかた出てしまったけれど，残りカスのようなものが多少クプラ周辺にくっついて残ってしまい，なかなか取れなくなっている状態」と考えると，わかりやすいかもしれません．

したがって，「原因不明」や「歳のせい」と言われてきた慢性めまい患者に，極めて軽微な方向交代性上向性眼振がみられたら（あるいはみられるような気がしたら？），自宅で毎日無理のない回数でBrandt-Daroff法を繰り返すように指導してみるのも一法です．そうすれば，さすがに全員とまではいきませんが，しばしば「原因不明」あるいは「歳のせい」だったはずのめまいが改善します．ただし，私たちの検討では，治る人はすべて3か月以内に治りましたので，Brandt-Daroff法を3か月続けても治らない場合には，それ以上続けてもあまり意味がないでしょう[5]．

クプラに長年付着した耳石の残りカスが，Brandt-Daroff法という特異度の低い理学療法で必ず剝がれて半規管から排出される保証はないし，外側半規管型良性発作性頭位めまい症以外の原因で方向交代性上向性眼振が出ている可能性も高いので，Brandt-Daroff法をいくら繰り返しても治らない人がいるのは当然です．しかし，Brandt-Daroff法という簡単な理学療法を自分で繰り返すだけで，原因不明のめまいが治ってしまう可能性があることは，ぜひ知っておいてください．

ついでにもう1つ付け加えると，そもそも高齢者のめまいやふらつき感は，原因が1つとは限りません．むしろ，複数の原因が組み合わさっていることのほうが多いでしょう．したがって，もし患者に，「Brandt-Daroff法を繰り返しても，めまいやふらつきが治らない」と言われても，最初に観察した軽微な方向交代性眼振がどうなったかは，ぜひ確認してください．もしかするとそうした患者は，もともと"くすぶり型良性発作性頭位めまい症"とほかの原因，たとえば緊張型頭痛が組み合わさって，両方がめまいを引き起こしていたのかもしれません．そうだとすると，めまいが改善していなくても，方向交代性眼振が消失していれば，Brandt-Daroff法により，少なくともく

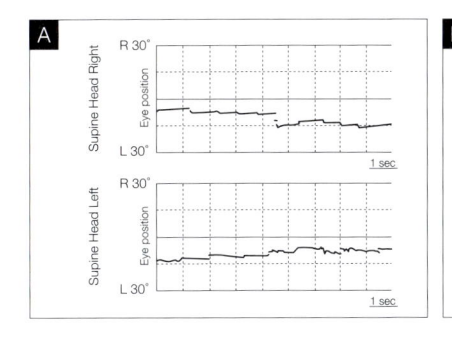

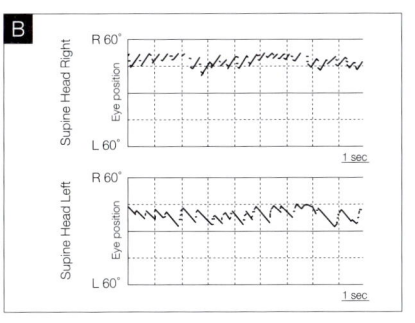

図62　"遷延性"，"不顕性"，"くすぶり型"の良性発作性頭位めまい症
　CCDカメラ内蔵型のFrenzel眼鏡を装着し，ビデオ眼振図を記録しながら観察して初めてわかる，軽微な方向交代性上向性眼振(A)．通常の良性発作性頭位めまい症(外側半規管型クプラ結石症)の方向交代性上向性眼振(B)と比較すると，振幅の小ささがよくわかり，通常の肉眼的観察では見逃してしまうのも頷ける．

すぶり型良性発作性頭位めまい症の分は「改善」したと考えることができるからです．そうなれば，次のステップで，緊張型頭痛によるめまいの加療(頸部や肩を含む筋の理学療法やエチゾラムの投与など)を行えば，めまいは今度こそ消失する可能性だってあるのです．

　高齢者の原因不明のめまいやふらつきの治療では，原因になっている可能性のある疾患に対し，1つひとつ順番に治療をしていく，という姿勢と，それぞれの治療の目先の効果にはとらわれない，という姿勢が非常に大切です．いくつもの原因が重なって生じているめまいが，どれかたった1つの原因を解決したからといって，よくなるわけはありません．その一方で，1つひとつ解決していくうちに，めまいやふらつきはいつの間にか軽快していることも多いのです．

post-stroke dizziness

　「脳卒中(特に脳梗塞)で入院し，歩けるようになって退院したけれど，退院後もずっとめまいやふらつき感が持続して，日常生活が妨げられている」という患者は，post-stroke dizzinessの可能性があります[6]．慢性のめまいで来院した患者に，MRIで多発性脳梗塞が見つかった場合も，post-stroke dizzinessかもしれません．脳幹や小脳の梗塞で生じる急性めまいと違い，post-stroke dizzinessの原因は大脳の多発性梗塞のことが多いようです．大

▶**大脳白質変化**
leukoaraiosis

脳白質変化を伴うこともあります [図63].

　大脳の多発性脳梗塞やleukoaraiosisは，高齢者ではしばしばみられる非特異的な所見ですし，慢性めまいを訴えたからと言って，眼振などの特徴的な所見があるわけでもないので，post-stroke dizzinessには診断の決め手はありません．よって，post-stroke dizzinessも，「原因不明のめまい」の1つと言えます．

　このような患者に，血管拡張作用のある薬剤を投与して大脳の血流を増やしてみると，めまいが改善する場合があります．

　では，いったいどうして，大脳の多発性梗塞でめまいが起こり，血流を改善するとめまいが治るのでしょうか？

　私たちの体のバランスは，基本的には脳幹や小脳の反射で維持されており，大脳はこの反射の程度を，ちょうどよいレベルになるように抑えています．大脳に多発性に梗塞が生じて機能が落ちると，この脳幹小脳の反射レベルを，ちょうどよい値に制御することができなくなり，めまいやふらつきが生じてしまうのです [図64]．このような状態の患者に対し，血管拡張薬を用いて大脳の血流を改善すると，大脳による脳幹小脳反射の制御機構が回復し，半年程度でめまいが改善する場合があります．実際私たちは，こうした血管拡張薬によるめまいの改善を，シロスタゾール（プレタール®）で確認しました[6]．

　なお，大脳の梗塞によるめまいには，この他にもいろいろな機序が想定されています．たとえば，視覚や前庭感覚，深部感覚に関与する大脳皮質間の情報相互処理機構が破綻しても，めまいを感じたりするようです[7] [図65]．

その他の原因不明のめまい患者へのアプローチ法

　「原因不明」のめまいは，この他にも，いくらでもあります．しかし，神経学的診察や画像検査，平衡機能検査で特異的な異常が見つからなかった場合には，その時点で手も足も出なくなってしまいます．そこから先に検索を進めるためには，神経所見や画像検査，平衡機能検査以外の，何かしらの取っ掛かりが必要です．その取っ掛かりの1つが，**めまいの日内変動**です．

　原因不明のめまいには，他覚的にそれとわかる明らかな所見がありません．それにもかかわらず，いつもめまいがあると訴えます．もちろん心因性の可能性もありますが，心因性を疑う前に，めまいの日内変動を聞いてみましょう．

　朝，症状が強いめまいの場合には，極めて軽微な前庭機能障害（末梢性めま

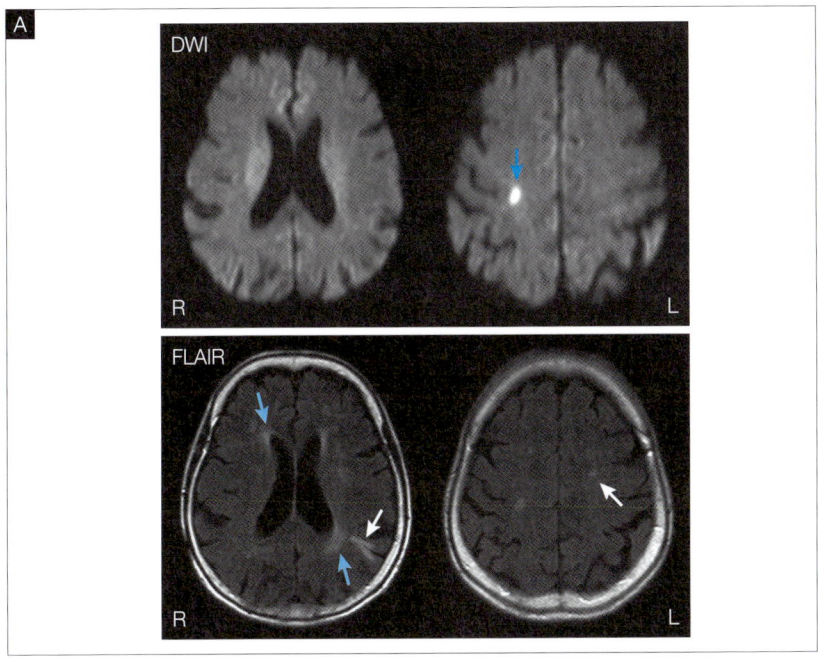

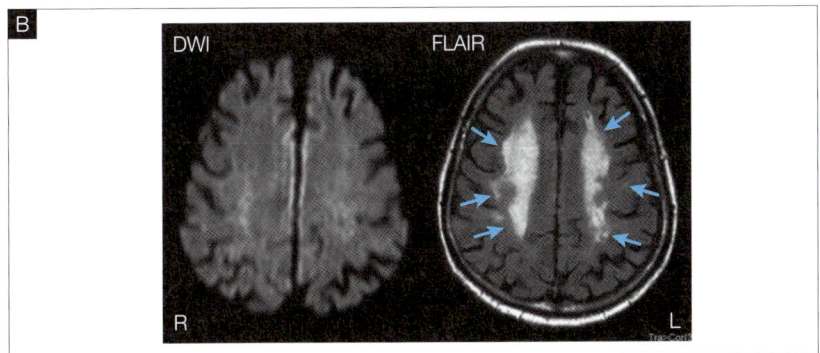

図63 post-stroke dizziness

A：脳梗塞で入院し，退院した後に慢性のめまいやふらつきが継続している74歳女性．MRI拡散強調画像で認められる新しく生じた脳梗塞（濃青矢印）に加え，FLAIR画像で陳旧性多発性脳梗塞（白矢印）や白質変化（leukoaraiosis）（薄青矢印）がテント上に多発している．

B：慢性のふらつきが持続している77歳男性．MRI拡散強調画像で新たに生じた脳梗塞は認めないが，FLAIR画像で皮質下白質に広範な高信号域（leukoaraiosis）（薄青矢印）を認める．

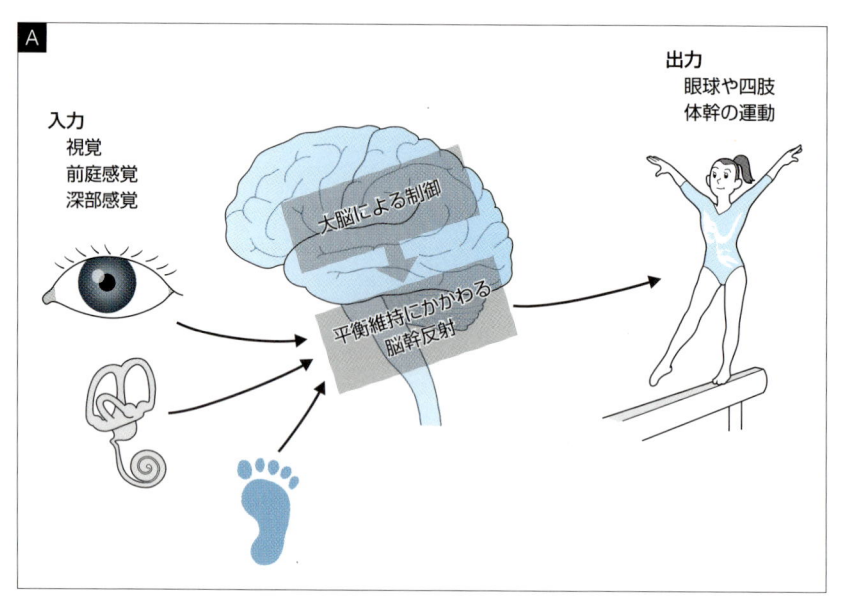

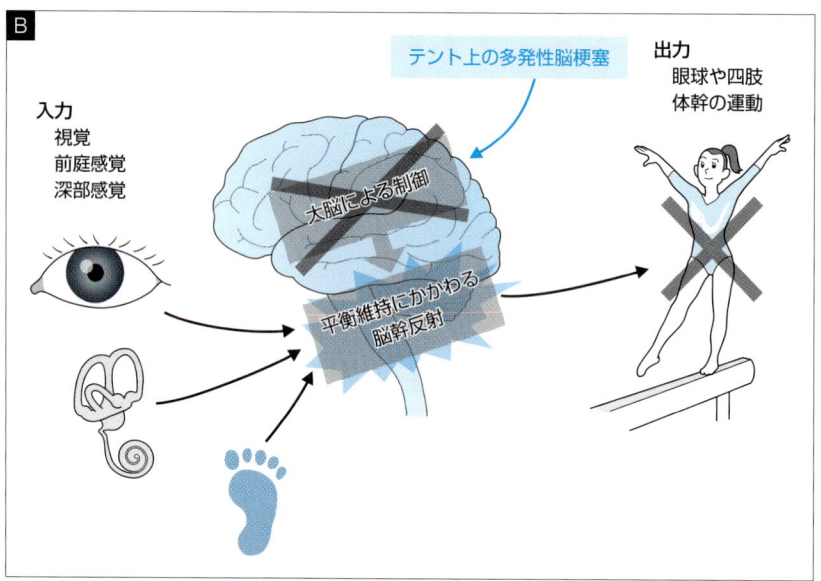

図64 post-stroke dizziness（テント上の多発性脳梗塞によるめまいやふらつき）の病態：平衡維持のための脳幹小脳反射の大脳による抑制的制御の破綻
A：身体の平衡は脳幹・小脳で意識しなくてもなかば反射性に制御されている
B：テント上の脳梗塞により大脳機能が全般的に低下すると，脳幹・小脳による反射性の平衡維持機構の抑制的な制御が障害され，めまいやふらつきが生じる．

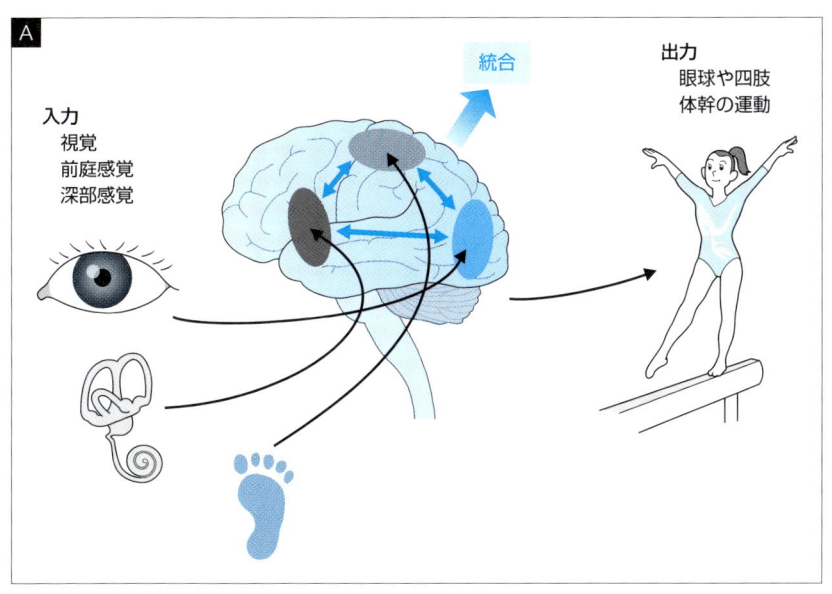

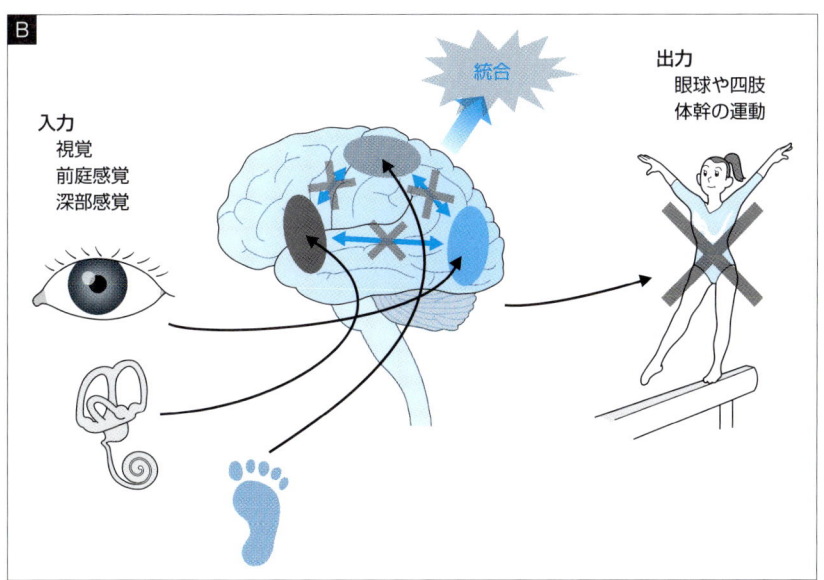

図65　post-stroke dizziness（テント上の多発性脳梗塞によるめまいやふらつき）の病態：大脳皮質間の情報相互処理機構の破綻
A：平衡維持に重要な前庭感覚，視覚，深部感覚が投射する各大脳皮質の間には相互連絡があり，複数の情報の統合や不都合な情報の抑制を行っていると考えられている．
B：大脳の障害によりこうした情報の相互処理機構が破綻すると，めまいやふらつきが生じる．

い）の可能性があります．軽微な前庭機能障害だと，脳が日中の活動により代償してしまい，昼間はめまいを感じなくなっています．でも，夜間の安静により，この代償はリセットされてしまいます．夜間の安静により代償がリセットされた状態で，急に朝，体を動かせば，軽微な前庭障害であってもめまいを強く感じてしまうのです．したがって，朝強く，日中に軽減するめまいの場合には，前庭機能の検査を，さらに細かいところまで進めてみるのも一法です．また，朝は，睡眠時の副交感神経優位の状態から，覚醒して交感神経優位の状態に切り替わる時間帯ですので，自律神経の異常によるめまいも多くなります．そのため自律神経の機能のチェックをしてみてもよいでしょう．

　一方，夕方に症状が強いめまいの場合には，首の筋肉由来のめまいの可能性があります．いわゆる頸性めまい，あるいは緊張型頭痛に伴うめまいです．通常睡眠中は，重たい頭を支える必要がないため，頸筋群には余計な緊張はかかっていません．ところが日中は常に重たい頭を支え続けなければならず，頸筋群に疲労物質が溜まっていきます．収縮し続ける筋肉には血液もうまく流れないので，頸筋群は，時間とともに凝ったり張ったりした状態になっていきます．頭は細い首の上に乗って揺らされているようなものなので，頸筋群から首の動きを伝える深部感覚がリアルタイムに脳に入らないと，それこそ足元がふらついてどうしようもなくなります．したがって，頸筋群が凝ったり張ったりして適切な情報を伝えられなくなる夕方になると，頸性めまい，緊張型頭痛に伴うめまいはひどくなるのです．

Point　原因不明の慢性めまい

①良性発作性頭位めまい症の既往があったり，極めて軽微な頭位眼振があったり（あるいはあるような気がしたり）したら，Brandt-Daroff 法を毎日行うよう指導してみると，改善することがある

②画像検査で多発性脳梗塞や白質変化があるようなら血管拡張薬，たとえばシロスタゾール（プレタール®）やイブジラスト（ケタス®）を投与してみると，改善することがある

③朝のめまいは軽微な前庭機能異常が関与するめまいや自律神経が関与するめまいの可能性を念頭におき，夕方悪化するめまいなら頸筋由来のめまいを念頭においてみる

文献

1) 城倉 健：脳卒中とめまい．日本医師会雑誌 134：1485-1490, 2005
2) Leigh RJ, Zee DS：The Neurology of Eye Movement, 4th edition. Oxford University Press, 2006
3) 城倉 健：脳幹・小脳の血管障害によるめまい．臨床神経学 51：1092-1095, 2011
4) 城倉 健：めまいと眼球運動．神経治療 28：198-201, 2011
5) Johkura K, Momoo T, Kuroiwa Y：Positional nystagmus in patients with chronic dizziness. J Neurol Neurosurg Psychiatry 79：1324-1326, 2008
6) Johkura K, Yoshida TN, Kudo Y, Nakae Y, Momoo T, Kuroiwa Y：Cilostazol versus aspirin therapy in patients with chronic dizziness after ischemic stroke. Clin Neurol Neurosurg 114：876-880, 2012
7) Brandt T, Bartenstein P, Janek A, Dieterich M：Reciprocal inhibitory visual-vestibular interaction：visual motion stimulation deactivates the parieto-insular vestibular cortex. Brain 121：1749-1758, 1998

あとがき

　近年，めまいに興味をもち，専門にする神経内科医がめっきり減ってしまいました．めまいの研究は，眼球運動の特徴から脳の病変部位の推測をしたり，眼振の解析から平衡維持の中枢機構を解明したりする学問なので，症候学の範疇に入ります．症候学であれば，本来神経内科医の専売特許でした．

　ところが最近は，脳の神経回路を考える症候学より，DNAや蛋白を解析する分子生物学のほうに魅力を感じる神経内科医のほうが多くなってしまったようです．特にめまいは，耳鼻咽喉科領域にまたがっていることもあり，神経内科医が最も興味を失いやすい「神経症候」の1つなのでしょう．

　分子生物学に興味のある神経内科医が増えたことは，別に悪いことではありませんが，相対的に症候学の人気が落ちたようにも思えてくるので，めまいに興味をもち，症候学を専門とする神経内科医としては，少々さびしく感じたりもしています．

　本書のねらいは，「誰でも簡単にめまい診療ができるようになる」ことです．でもそれだけではなく，本書により，身体の平衡維持の仕組みへの興味がわき，今後学問としてめまいを研究する方が増えることも期待しています．このため，できるだけ堅苦しい文章を避け，なるべく単純でわかりやすい表現にしました．そして，特に第2部では，かなり専門性の高い内容にも，あえて触れてみました．本書を読んで，「あれ？　めまいってちょっと面白そうだな」と感じた方がいればしめたものですが……はたしていかがでしょうか．

城倉 健

追記
　実は本書を執筆中に妹を癌で亡くしました．再発を繰り返した癌の患者は，自分の残された時間の長さと質を考えながら，自分で治療法を決めてい

かなければならない状況になります．今回，患者家族としてこうした状況を経験することは，私にとって改めて患者本位の医療とは何かを考え直す機会になりました．また，悪化する病状を理解し，それでも前向きに癌と闘った妹との時間は，限りある自分の医師としての時間と能力の，これから先の最も有意義な活用法を考える機会にもなりました．

　本書の出版を機に，妹の癌の治療について相談に乗っていただいた多くの先生方，そしてなにより，亡くなる間際に多くのことを教えてくれた妹に，心から感謝したいと思います．また，諸事情により，原稿が大幅に遅れたにもかかわらず，辛抱強くお付き合いいただいた医学書院のスタッフの皆様にも，感謝します．

索引

A-Z

acute peripheral vestibulopathy　19
AICA 症候群　78, 82, 94
AICA 領域の脳梗塞　81
Alexander's law　64
anterior inferior cerebellar artery（AICA）　78, 81
benign paroxysmal positional vertigo（BPPV）　42
bow hunter syndrome　110
Brandt-Daroff 法　55, 128
central caudal nucleus　75
central paroxysmal positional vertigo（CPPV）　96
diadochokinesis　25
Dix-Hallpike テスト　18, 44
end-point nystagmus　87
Epley 法　51
Frenzel 眼鏡　17
hypertensive brainstem encephalopathy　125
internuclear ophthalmoplegia　78
intersaccadic interval　117
Lempert 法　52
leukoaraiosis　130
medial longitudinal fasciculus（MLF）　76
MLF 症候群　76
multiple sclerosis（MS）　116
ocular flutter　117
ocular tilt reaction　93
one-and-a-half 症候群　80
opsoclonus　117
opsoclonus-polymyoclonus 症候群　116
paramedian pontine reticular formation（PPRF）　76
PICA 領域の脳梗塞　82
posterior inferior cerebellar artery（PICA）　81
posterior reversible encephalopathy syndrome（PRES）　125
post-stroke dizziness　129
pseudo-vestibular neuritis　96
Romberg test　12
SCA 領域の脳梗塞　81
Semont 法　52
subclavian steal phenomenon　110
superior cerebellar artery（SCA）　81
transient ischemic attack（TIA）　33, 107
truncal lateropulsion　104
Vannucchi 法　53
varicella zoster virus（VZV）　72
vertebro basilar insufficiency（VBI）　33, 107
visual suppression test　12

あ

アルコール性小脳障害　118
アルツハイマー病　122
一過性脳虚血発作　33, 107
ウェルニッケ脳症　118
延髄障害を示唆するめまい　80
延髄病変　80
炎症性疾患　116
温度眼振検査　59

か

カロリックテスト　59
下眼瞼向き眼振　90
可逆性後頭葉白質脳症　125
蝸牛症状を加えた場合のフローチャート　30
画像検査　34
回転性めまい　7
外側半規管　18
外側半規管型良性発作性頭位めまい症　18, 46
──の眼振　48
核間性眼筋麻痺　76, 116
眼振　41
──の向き　20
起立性低血圧　124

急性小脳炎　118
急性小脳失調症　118
急性末梢前庭障害　19
橋神経膠腫　115
橋病変　76
──を示唆するめまい　80
緊張型頭痛　112, 134
クプラ　46
クプラ結石症　46
頸性めまい　134
血圧上昇　125
血圧低下　124
抗てんかん薬　118
後下小脳動脈　81
後半規管型良性発作性頭位めまい症　18, 44
──の眼振　46

さ

鎖骨下動脈盗血現象　110
三半規管　43
耳石器　43
失神性のめまい　124
終末位眼振　87
純粋な回旋性眼振　88
純粋な垂直性眼振　88
小脳の障害　25
小脳橋角部腫瘍　115
小脳出血　82
小脳障害　94
──を示唆するめまい　84
小脳性運動失調　25
小脳病変　81
上眼瞼向き眼振　90
上小脳動脈　80
心疾患　124
神経症候のスクリーニング　26
神経調節性失神　124
頭痛　112
水平半規管　18
水平半規管型良性発作性頭位めまい症　46

垂直性眼球運動障害　74
正常圧水頭症　122
脊髄小脳変性症　122
前下小脳動脈　78, 81
前庭神経炎　59
　── の治療　60
　── の薬物療法　62

た

立ちくらみ　124
多発性硬化症　116
代謝性脳症　118
帯状疱疹　72
帯状疱疹ウイルス　72
大脳の多発性梗塞　129
大脳白質変化　130
脱髄性疾患　116
中耳炎　72
中耳真珠腫　72
中枢性めまい　24
　── でしかみられない眼振　86
　── の特徴　26
中毒性脳症　118
中脳病変　74
　── を示唆するめまい　76
注視方向性眼振　25
注視誘発眼振　25, 86
聴神経鞘腫　115
椎骨脳底動脈循環不全　33, 107
デジュリン症候群　81
転移性脳腫瘍　115
突発性難聴　68

な

内束縦束　76
人形の目反射　98
認知症　122
乗り物酔い　126
脳幹障害　24, 94
脳腫瘍　114
脳卒中　74
脳底動脈閉塞症　109
脳動脈硬化症　109

は

バレー徴候　24
パワーズ症候群　112
ハント症候群　72, 78
ハンチントン病　122
パーキンソン病　122
パタカ　25
反復拮抗運動　25
半規管結石症　46
病歴　12
頻度　14
フェニトイン中毒　118
浮動性めまい　7
ベーチェット病　116
平衡維持　8
片頭痛性めまい　112, 123
変性疾患　122
ホルネル症候群　80
方向固定性水平性眼振　69
傍正中橋網様体　76

ま

末梢性めまい　17, 41
　── と紛らわしい中枢性めまいの眼振　92, 102
　── に伴う眼振　69
　── の診断　41
　── の特徴　20
ミオクローヌス　117
メトロニダゾール脳症　120
メニエール病　66, 123
　── の治療　66
めまい
　── で来院した患者の原疾患　16
　── の日内変動　130
めまい診察の流れ　27
めまい診断フローチャート　27

ゆ・わ

指鼻試験　25
ワレンベルグ症候群　80, 94, 104

ら

両側性の眼瞼下垂　75
良性発作性頭位めまい症　18, 42
　── の占める割合　48
　── の治療　51
　── の病歴　44
　── の薬物療法　57